大展好書　好書大展
品嘗好書　冠群可期

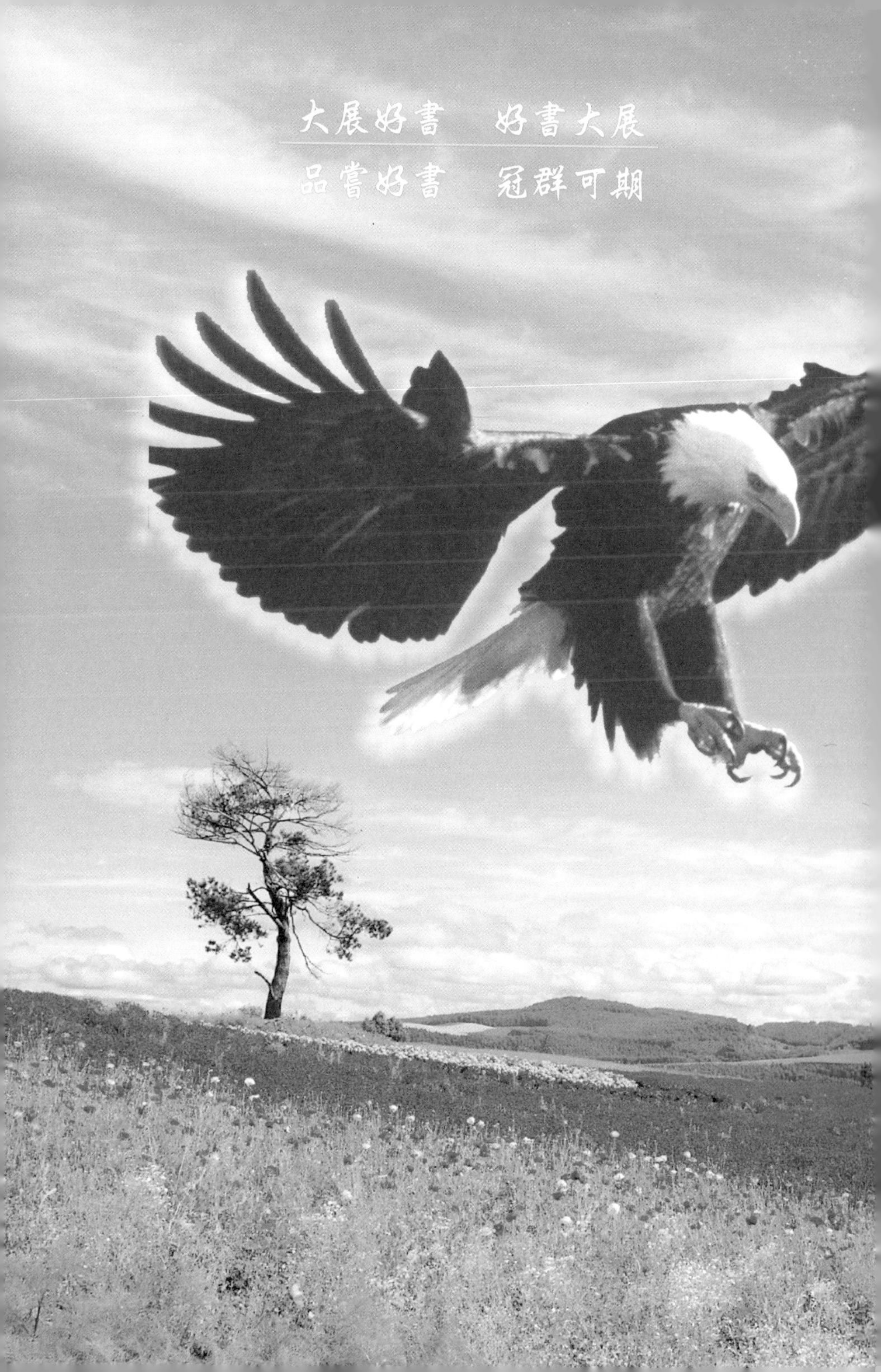
大展好書　好書大展
品嘗好書　冠群可期

古代健身功法 1

練功十八法

蕭　凌／編著

大展出版社有限公司

序言

拜醫學進步之賜，人類的平均壽命不斷地提高，百歲的「人瑞」不再是稀有的事。自古以來，人們就想盡各種方法來延長自己的壽命。「長壽」在今天似乎已不再是遙遙無期的夢想，但是，能活到百歲，是不是就代表著幸福呢？許多人可能會忍不住在心中畫上一個問號？

人類希望能延長自己的壽命，是長久以來心中最大的一個夢想。但是，許多人都忽略了一件重要的事。那就是長生不老的前提，必須是健康、年輕且有活力的活著，才能體會生命的意義。

健康是個很抽象的名詞，每個人給它的定義都不同。WHO（世界衛生組織）對它所下的定義是：不僅是指不生病，且是肉體、精神、社會等三方面，都處於良好的狀態。

青春、活力都會隨著年齡增長，加速的消失或衰退，這是誰也無法改變的自然定律。即使你有再多的錢，可以享受人世間的一切歡樂，但是，當你白髮蒼蒼齒牙動搖，喪失活力與健康時，仍得無限期地繼續活著，這不是件很可怕的事嗎？

維護健康的方法多不勝數，但是，並非任何一種健康保健法都適合你的身體狀況和需要。你只能依此做為基礎，找出真正有效的方法。

本書中所介紹的練功十八法，是根據中國古代的醫療體操的許多治療方式，所發展的一套簡便且有顯著效果的健康操。在學習的過程中，不必拘泥於形式，只要體會它的含義即可。相信學過這種健康操後，你的身體必定能達到健康的良好狀態。

現代醫學一再強調的預防觀念，就是要提高對疾病的抵抗力，即增強對抗疾病的強韌體質。而練功十八法是由「意引導氣、氣引導血」，主要是促進血液循環良好，並增加血液的供給量來達到目的。

練功十八法雖然也難以避免個別的差異，但它最大的助益就是「得氣感」。所有的動作並非是機械式的，要配合自己身體狀態去做，才能將差異減至最小程度。

我們必須相信自己有自然的治癒能力，因為人類是和完成健康體的宇宙同根而生。為將這種能量引導出來，使身體恢復均衡狀態，唯有透過練功十八法的學習。

目錄

第四章　身體不平衡的修正方法

第一章

何謂練功十八法

中醫與西醫所合力設計的健康體操

「有病治病，沒病強身」，這就是練功十八法的宗旨。早在一九七五年，練功十八法已被公認為「優良的體操」。在極短的時間內，就掀起一股學習的熱潮。

練功十八法，是由中醫師莊元明先生，以及西醫師周壽祥先生合力設計的。經過實際上的試驗，檢討其缺失並不斷的改良，才正式發表。發表之後即得到大力的支持，而成為令人矚目的最新導引體操。

練功十八法，可分為前後段各三組，總共是六組三十六法的動作。本書所介紹的是前段的三組十八法，主要以治療與預防頸部、肩、腰、腳等的疼痛為目的。

後段的「三組十八法」，是以關節炎、腱鞘炎、內臟器官的機能障礙等的治療及預防為目的。所有的動作都很簡單，很容易學會。

練功十八法是參考「導引」、「五禽戲」、「八段錦」，及其他中國傳統的養生法、武術、氣功等，同時，並研究名醫兼武術家王子平先生所倡導的「祛病延年二十勢」，以此做為藍圖，再加上多年的臨床按摩經驗所設計出的新健康體操。

自古，中國就有這麼一句話「搖筋骨、動肢節、行氣血、防病強身」。筋就是肌肉、韌帶，肢就是上肢、下肢，節是指關節。這句話的意思就是「肌肉、韌帶、骨要活動，上肢、下肢以及關節也要多活動，如此氣血才能順暢的流動，避免罹患疾病使身體健康」，這真是精闢的見解。

「氣」是生命的泉源，也是生命的能量。存在於人體之內就叫真氣（真氣可分為先天的真氣，另外一種則是由於運動而產生的後天的真氣），能夠保持真氣，就能維護身體的健康。

練功十八法的效果顯著，只要不斷的練習，不僅能將疾病完全治好，對體質的強健也很有幫助，難怪它的愛好者愈來愈多。

當然，並非只靠練功十八法就能治好所有的疾病。應視自己的症狀，併用藥物和按摩治療，最後配合練功十八法，除能將病完全治好外，也能縮短治療的時間，並防止再度復發。對於身體健康的練習者而言，預防疾病則是最大的目的。

早在二千多年前，中國醫學就已經萌芽，並發現所謂的「導引術」，深知運動對延

◎導引術

◎祛病延年二十勢

◎練功十八法

肩

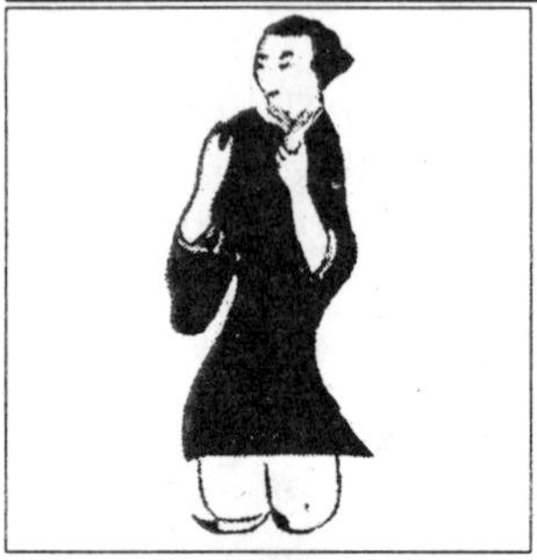

幼鳥受食

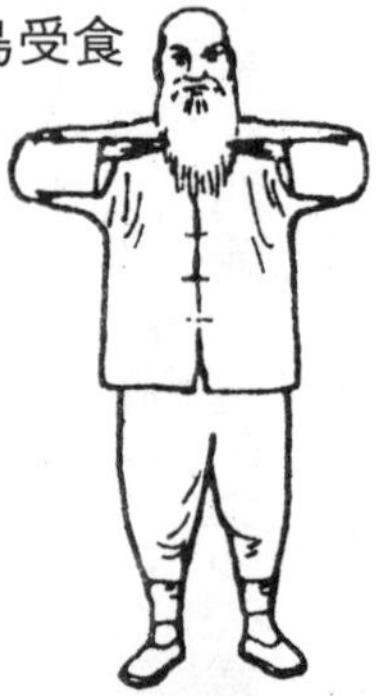

展翅飛翔

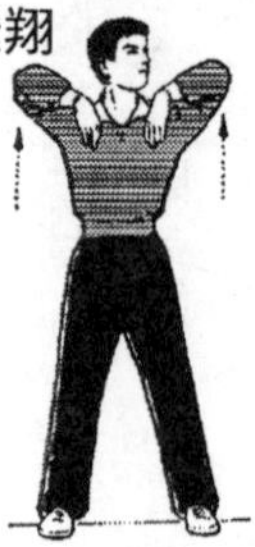

加上頸部的側屈伸動作，
加強肩部的回轉運動。

頸

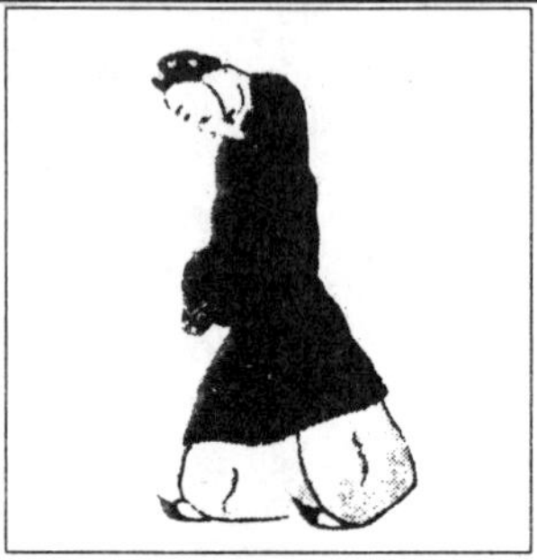

犀牛望月

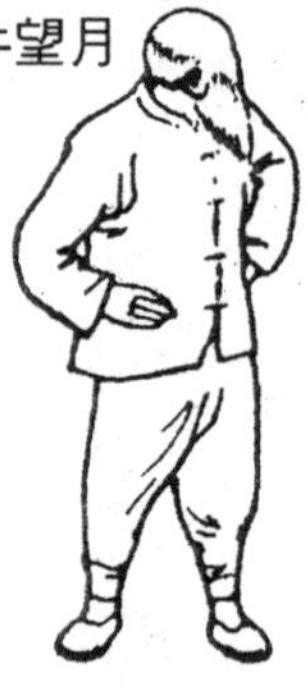

頸項爭力

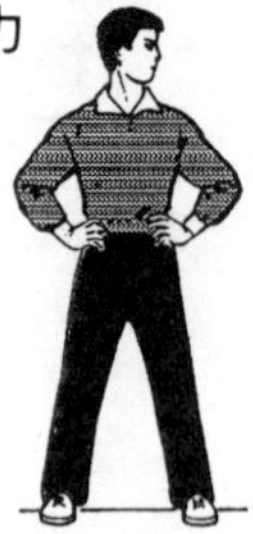

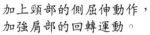

左右的運動幅度儘量擴大，
同時加上前後的屈伸。

足

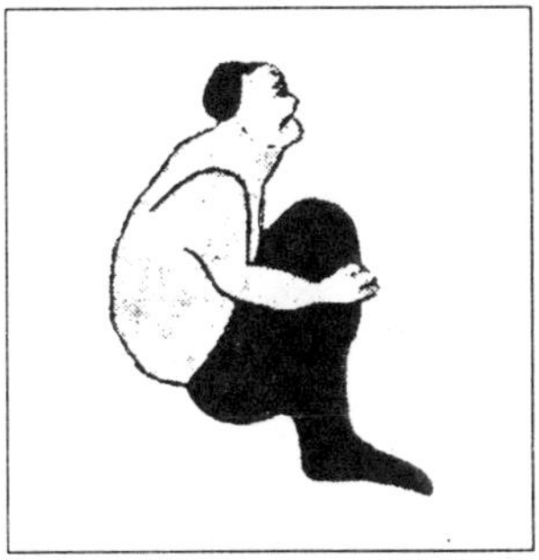

行者下坐

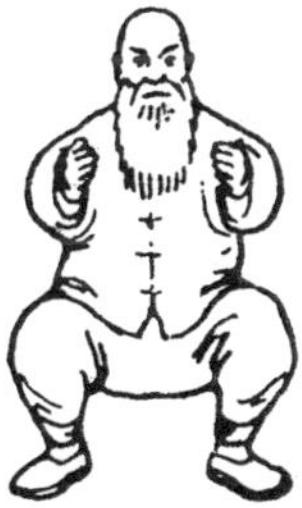

俯蹲伸腿

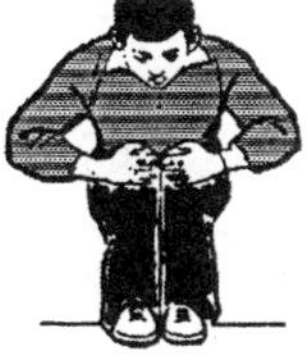

鍛鍊腳的後肌群，提高關節的功能。

腰

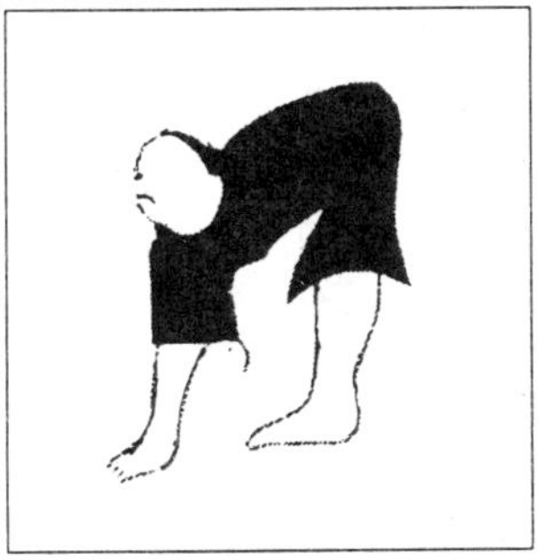

白馬分鬃

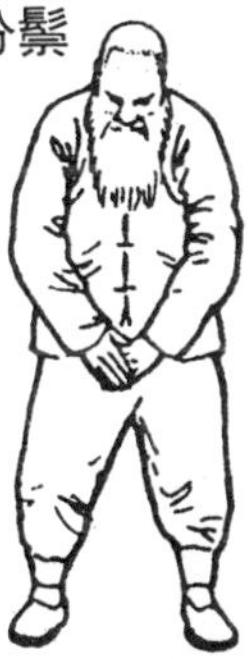

展臂彎腰

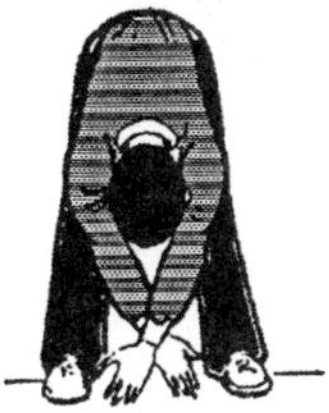

增加骶棘肌的力量。

年益壽和預防疾病有極大的功效。

漢代後期（紀元二二〇年左右），民間出現一位偉大的醫者——華佗。他以「流水不腐臭，門軸不生蟲」的道理，模仿五種動物（虎、鹿、猿、熊、鳥）的姿勢，研究出「五禽戲」的健康法。模仿虎的「攫」、鹿的「伸」、熊的「匍」、猿的「躍」、鳥的「飛」，設計促進健康的運動。

藉著肢體的運動，引導出生命的能量（真氣）。如果患有疾病，就能逐漸治癒。而健康的身體，更能藉此提高對病菌的抵抗力，並且強健體質，練功十八法的功效也就在此。

以解剖學、生理學爲基礎

效果顯著的練功十八法，已成為舉世矚目的新健康體操，其特徵如下：

一、適合於症狀的動作

頸部、肩部、腰部以及腳部的疼痛，都是屬於軟部組織的疼痛，或是機能障礙方面的疾病。造成軟部組織疼痛的原因很多，往往會有痙攣、僵硬、黏連等現象，或產生無菌性的炎症。

現代醫學雖然進步神速，但很遺憾的，對於頸部、肩部、腰部以及腳部等疼痛，卻仍然沒有治療的方法。

練功十八法，主要是以解剖學和生理學的特徵為基礎，促進全身機能的均衡，研究出適合局部各種症狀的動作，這是一般體操所沒有的一大特徵。也就是說，每一個動作都有它特有的鍛鍊要點和適應症。練功十八法，不僅適合疾病的治療，也是自我預防法。

每個人都可視自己的身體狀況，練習全部的動作或選擇一部分來做。

例如，患有頸椎綜合症或肩關節周圍炎的人，第一、二、三、四、五法等，是最有效的練習動作。想要鍛鍊腰部、腳部的人，則可選第八、九、十一及十二法等練習。

透過全身，以有關連的動作鍛鍊做為強調的重點，就能從根本上治療局部的疾病。同時也能恢復全身的機能活動，促進身體的健康。

西醫所束手無策的疾病，以中醫而治癒的例子實在很多。因為，中醫不同於西醫，它並不是身體局部的治療，而是調整整個身體的不均衡現象。也就是說，以「整體感」

做為基本理論的體系。練功十八法，則是巧妙的配合「局部」和「整體」，所以，不同於一般的體操。

二、重視「內勁」，注重「得氣感」

中醫的氣血學說——「氣是生命的根源。人的四肢、百骸、五臟六腑，都是由經脈中循環的氣血來供給養分。氣血運行順暢，才能有正常的生命活動」。「氣血的運行」，就是「氣會引導血，而氣的循環順暢，血液的循環自然就好。相反地，如果氣停滯不順，就會產生淤血的現象」。

頸部、肩部、腰部或腳部的疼痛，大部分是因風、寒、濕、疲勞、外傷等原因所造成。由於「氣的停滯不順」，才會使肌肉、肌膜、肌腱等柔軟組織，產生痙攣、僵硬、黏連和萎縮等現象。

中醫另外一個重要理論——「以意導氣，由氣生勁，勁達四肢」，練功十八法也是以此做為目的。練習練功十八法時，須特別注意「內勁」（由氣所引導出來的力量）。舉例說，在自己能力範圍內多加努力，這樣才能引導出「內勁」。而由於體內真氣的運行，就可去除氣的停滯不順。

當你練習這些動作時，「得氣感」（對身體有效的感覺），就是測定內勁作用的一個標準。

連續以同樣的姿勢工作，身體很容易會有倦怠感，這是由於氣的停滯不順所造成的。這時，如果你伸一伸手臂或將全身拉直，身體立刻就會覺得舒服。將身體拉直時的舒服感覺，就叫做「得氣感」。

當你練習這些動作時，如果經常感受到「得氣感」，就表示有效果了。

中醫所說「氣至則效至」，即是同樣的道理。在練習時，為將「內勁」引導出來，動作的幅度儘量要大，且速度不可過快。能否感受到「得氣感」，這是個重要的關鍵。

三、恢復自然治癒力，對體力及體質具有改善的效用

中醫的治療理論，最重視的是「正氣」（真氣；亦即真氣在全身流動著，控制所有的生理機能）。因此，體內有正氣，邪氣就無法侵犯。

練功十八法主要是藉著各式動作，引導自己所擁有的正氣——恢復自然治癒力、改善疾病的症狀或增加體力及強化體質。

治療頸部、肩部、腰部以及腳部的疼痛，除利用按摩、針灸、藥物等方法外，最好

能配合練功十八法，藉著引導出體內的正氣來提高自然治癒力，並縮短治療的時間。

這些疾病雖然治癒了，卻很容易再度復發，因此，持續的練習是很重要的。

四、有病治病，沒病強身

中國有句俗語——「上工治未病，下工治已病。」這句話的意思，就是「優良的醫師不僅懂得治療，更注意疾病的預防」。

練功十八法就像是一位優良的醫師，除治療之外，還兼具預防疾病的功效。

練功十八法，是不分年齡、性別、職業，簡單易學，人人可做的健康體操。尤其長時間採用相同姿勢工作的人，更有徹底實行的必要。每天做一～二次的練習，就能消除肌肉的疲勞。

人隨著年齡增長，體力會逐漸的衰退，內臟機能作用也會慢慢的減弱，這是無法改變的事實。但是，適量的運動卻能夠恢復活力及維持一定的體力，並具有防止老化的功效。

練功十八法除上述的特徵外，不需特定的場地練習，也是它的優點之一。動作簡單易學，效果又顯著，讀者不妨親自體驗。

配合自己的身體狀況

「氣」是一種具體的特質，也在科學能解釋的範圍之內。但是，能控制「氣」的是什麼呢?它就是「意」……，「氣」這個字除呼吸之外，廣義的還包括意、心、精神、勁等意思。

得氣感就是「瀉實、補虛」，當氣停滯不順受到調整之後，身體就會覺得舒暢（也就是知覺上得到信號、代表運動適當的意義）。

重視得氣感，並非要求你忍受疼痛，勉強做超出自己能力範圍的動作，而是應該認識自己身體的狀況，將身體當做是「氣」的表徵，重視知覺上的一切信號，做適度的調整。

痙攣、萎縮等現象，是由於虛實不平衡所引起的症狀。遇有這種情形，可以應用練功十八法，緩慢的伸直身體各部，讓體內的「氣」暢通，恢復原來的機能。

伸直、拉的動作多，是練功十八法的特徵之一。全身的拉動，能將內勁——氣這生命的能量引導出來，促使體內「氣」的順暢。肉體上的痊癒，就表示氣的停滯現象已消除，即經絡暢通無阻。

經絡就是肉體內「氣」的通道。「氣」的流動順暢，肉體的機能活動必定正常。相反地，如果「氣」有停滯的現象，就會造成虛實不平衡。「氣」停滯不順的信號，就會在氣的通道「穴道」上出現。所以，碰觸時會覺得疼痛（酸脹感）。

這裡所介紹的方法，就是要你感覺到「氣」的存在。若能做到這一點，就能控制身體的狀況，實際上就是應用「意能導氣」的道理。

練功十八法的理論和法則，是以東方哲學、醫學為骨幹的陰陽五行說做為基礎。除調整身體的均衡外，並且經由肌肉的拉動，以人人都能輕易操作的方式，將生命的能量引導出來。如此一來，經絡暢通無阻，同時軟部組織和脊髓等也能調整均衡。但有一點須特別注意，必須視自己身體狀況來練習。

為利用意的力量（即想像的方式），練習動作時一定要集中精神。即使是眼睛的動作，也要配合一致。如果各部動作（呼吸、意、眼睛）不能一體化，即使動作做的再標準，效果也會大打折扣。基本動作雖然易學，但是，想要一體化就得多花點心力。

做為疾病的輔助治療，練功十八法的確有著優異的功效。推廣練功十八法的目的，不僅是將它視為一種促進身體健康的體操。同時希望專門醫師多加研究，也許會有更優異的成果。

初學練功十八法應注意的事項

一、這種體操不分年齡、體質，從小孩到老年人，甚至體力不足的人，也很容易學會。不需特定的場地，也是特徵之一。但是，如果你以為它簡單就不用心做，便無法得到良好的效果。

二、所有的動作都必須參照插圖及說明，達到完全正確的程度。如果動作不正確，就無法獲得實際的效果。要抓住每個動作的要領，即使感覺疼痛，也要在可能的範圍內遵守標準的形式。

三、練功十八法中有許多伸直全身的動作，這是不同於其它體操的最大特徵。練習這些動作時，必須在自己能做到的範圍內儘量的伸直，這一點最為重要。同時，心中也要想像著，將體內的生命能量（內勁）完全引導出來，要多用點力量。

四、動作除幅度要大、速度要慢之外，同時須不間斷的繼續做下去。當身體活動時，所有的倦怠感都會一一地消失，身體覺得舒暢，同時有發熱的感覺（得氣感）。能達到這個程度，就算合格了。若身體沒有這種得氣感，效果就等於零。

五、呼吸要配合著動作，不僅要慢、深、長，而且不能間斷。一般的情況，動作的第一拍是吸氣，第二拍則為吐氣。如果吸呼無法完全配合動作時，就只好採用自然呼吸法。吸氣時用鼻子，吐氣時，卻須用嘴巴，這是個重要的原則。

六、按照順序一步步的施行，不要只有三天的熱度，有恆心的練習才會有收穫。

練習後的問題解答

學習練功十八法之後，所可能產生的疑問，下面將一一的解答。

【問】：動作間必須連接嗎？

【答】：速度緩慢而不間斷，是練習時的重要原則。練習時意念集中，並配合著音樂的節拍，動作間的連續性自然能順利進行。身心放輕鬆，才能達到預期的效果。圖片解說是分解的動作，實際上必須連著做。每次須恢復到原來的準備姿勢，然後一氣呵成。

【問】：練習時須達到什麼程度？

【答】：不管是那一個動作，只需做到自己的能力範圍之內。由於每個人體質不同，身體狀態也有差異，所以不要勉強去做。但是，患有疾病的人又另當別論。一般健康的人，應避免做到會感覺疼痛的程度，而以身體舒暢且有得氣感為原則。

【問】：施行練功十八法最應該注意那些方面？

【答】：①動作幅度的大小，在自己能力範圍內即可。

②注意得氣感。

③按照順序一步步地進行。

④練習要有恆心。

⑤持續不斷的練習，身體會有倦怠感，這是正常的現象。

⑥患有高血壓、慢性呼吸系統的疾病或心臟病的人，練習頭部低下或身體下彎等動作時，必須特別注意。頭部下低時，不要超過九十度。患有多種疾病的人，做時以達到感覺舒服的程度為止。

【問】：共計有三十六個動作，為何名為練功十八法？

【答】：最初設計時，只有十八個動作，因此，才命名為練功十八法。但是，練習者中有人連內臟方面的疾病也痊癒，受到大家的肯定與好評。所以，就繼續研究出後段十八法，但仍維持原名。

【問】：什麼人不適合做練功十八法？

【答】：發高燒、惡性腫瘍、出血、急性肝炎、化膿症疾病的患者最好避免。但是，等到症狀較為穩定時，也可以在適宜的範圍內酌量施行。

【問】：合適的運動量該達到什麼標準？

【答】：練習之後，得依照自己的體質、症狀差異，慢慢地擴大動作的幅度。在能力範圍內進行，只要自己覺得舒服就好。

症狀比較嚴重的患者，以八拍一次的緩慢速度進行也無妨。每一個動作都要注意到緊張和弛緩的交替，輕鬆的達到內勁通暢的標準。如果能記住動作的前後順序，進一步就將重點擺在動作的連接性。同時，也要注意吸呼、得氣感、動作的幅度等等。

健康與美容的效果

雖然每個人的症狀不同，身體狀況也有差異，但是，從實際的施行經驗中，可發現一個共同點。那些原患有多種疾病的人，都極有耐心地連續做上三～五年，最後才得到實際的效果。

當然，也有些人由於身體狀況的差異，一旦恢復身體各部分的平衡後，就能立刻重拾健康。這樣的例子，以腰痛的患者最多。

至於那些患有重病的人，憑著毅力，每天不間斷地練習，慢慢調整全身的機能，所有的病症也能一一的改善。身體的平衡逐漸回復之後，就能體會到大自然的偉大，達到「天人合一」的境界，所以，有人練習時間會長達五年。

練功十八法簡單易學，不論男女老幼都能輕鬆的練習。除能治療各種疾病之外，也兼具維護健康及美容的效果。相信在不久的將來，這種新健康體操也能廣受國人喜愛。

第二章

練功十八法的基本動作

第一套/防治頸、肩痛的練功法

練功十八法共分為三套，第一套包含第一～六法。主要活動的部位，是由頭部和鎖骨到肩胛骨部分。

由於活動頭部、頸部以及上肢，所以使頸、肩、肘部和手指的關節運轉十分順利，同時也能改善軟組織的血液循環，以及神經體液的調整功能。除頸、肩部及手指的運動機能獲得改善、恢復之外，也能舒肝利氣，幫助消化和調節大腦等作用。

頸、肩部疼痛是一種綜合病症，最常見的有下列三種症狀——

(1)**頸部扭傷**

多半發生在睡眠時，由於頸部位置不適當而引起，俗稱「落枕」。起床之後，頸部不容易轉動，有疼痛的感覺。搬取重物或拿取物品，使用的力量不當，也會產生類似的症狀。

⑵頸椎綜合症

長時間坐著辦公的人，頸部後面肌肉容易疲勞，而引起頸椎綜合症。頸部後面，背部上方、肩胛部、胸前、手臂等感覺疼痛，同時上肢的肌力逐漸衰退，且有反射遲鈍、感覺異常、頸部前後左右的旋轉不順等症狀。照射X光時，可發現頸椎有肥大的現象。

⑶肩關節周圍炎

俗稱「五十肩」，女性患者多於男性，四、五十歲以上的人常患有此症。多半是因上臂三頭肌腱鞘炎、棘上筋膜炎、肩胛下關節窩炎所引起。在關節囊皺褶處或結合組織，會產生無菌性炎症。

主要的症狀是，肩部周圍疼痛。肩關節活動或晚上睡覺時，疼痛的情況更為嚴重，甚至蔓延到上臂的外側，導致肩關節運動產生障礙。尤其將手向外伸展、轉動，甚至舉手的動作，也都有很大的影響。嚴重時，連手部都無法用力。

這套練功法，主要是預防或治療頸、肩部的疾病，同時消除肌肉的痙攣，改善軟組織的黏連現象，恢復運動機能和強化肌肉的力量等等。

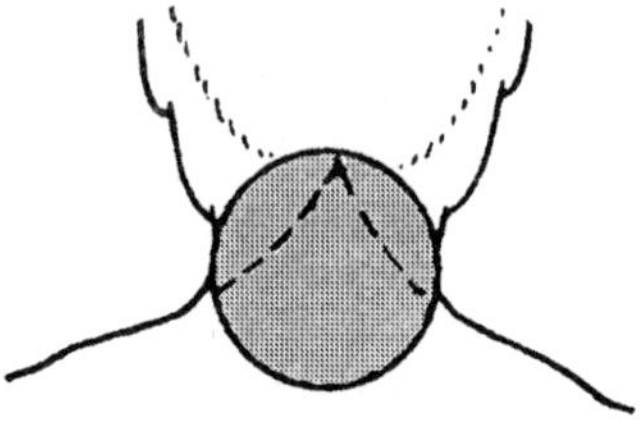

作用圖

第1法　頸項爭力

【主要功能】

這個動作是以鍛鍊頸部肌肉和關節運轉順利為目的。

【動作要點】

1. 頭上下左右活動，動作的幅度儘量大、力量放在頸部後面的「僧帽肌上」。

2. 一般的標準，頭左右轉動約六十度，向前彎時，下顎必須碰到胸骨。頭部向後仰約為四十五度。

【易犯錯誤】

當頭部左右轉時，身體容易跟著轉動，這一點得特別注意。頭上下活動時，腹部不可突出或是彎腰。

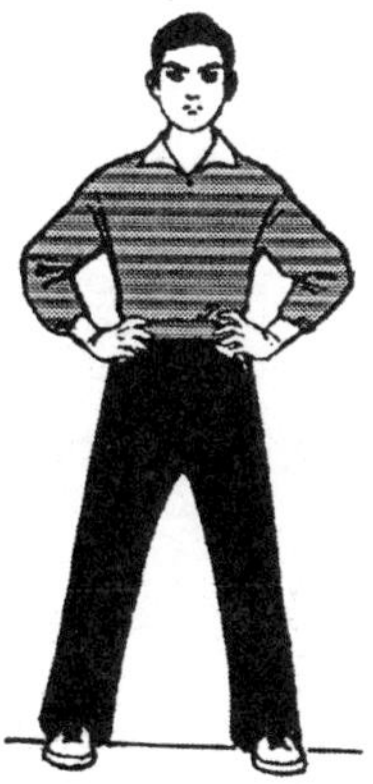

圖 1

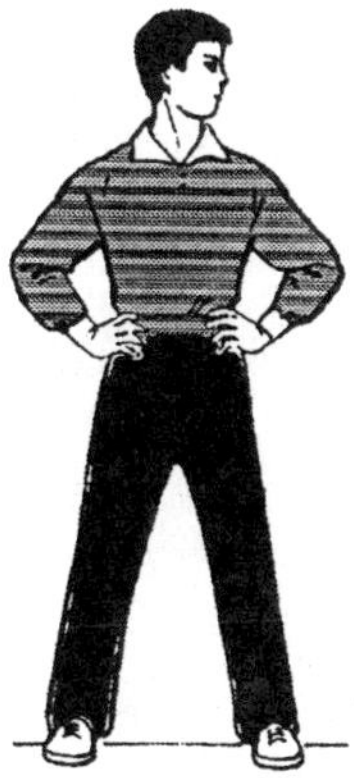

圖 2

【預備姿勢】

兩腳分開站立，距離比兩肩稍寬。兩手叉腰（拇指向後）。（圖1）

【動作】

1.頭部慢慢向左轉，至最大極限。眼睛直視左前方。（圖2）

2.回到預備姿勢。

3.頭慢慢向右轉，至最大極限，眼睛直視右前方。

4.回到預備姿勢。

5.頭向上仰。

6.回到預備姿勢。

7.頭向下看。

8.回到預備姿勢。

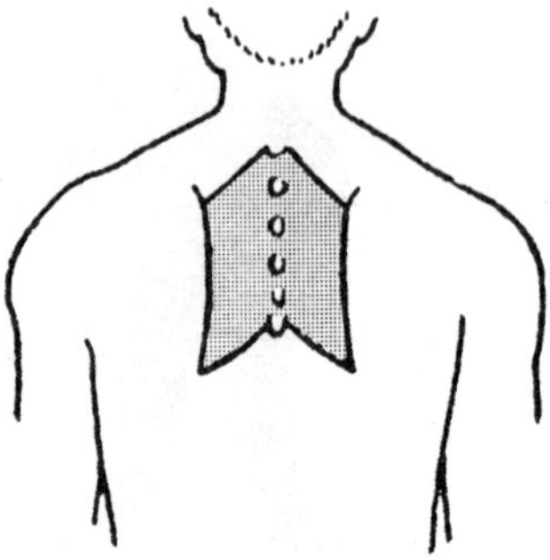

作用圖

【練習次數】

八拍（上述一～八的動作），重複做二～四次。

【得氣感】

頸部肌肉要有酸痛感。

【適應症】

姿勢不正確而引起的頸部扭傷（如落枕）。慢性頸部軟組織的疾病（如頸項硬直）。

第2法　右右開弓

【主要功能】

這個動作主要是鍛鍊頸、肩部和上背部的肌肉，及肩帶關節的運動機能，尤其能強化菱形肌的收縮作用。

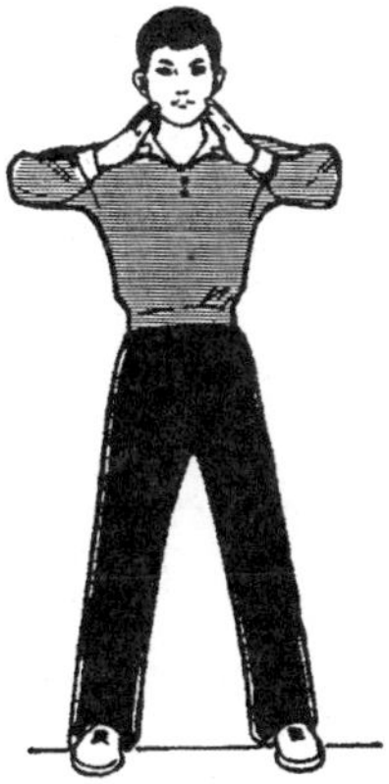

圖3

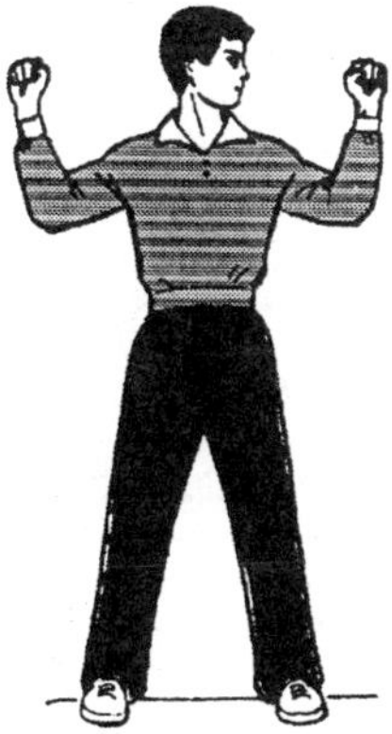

圖4

【動作要點】

前腕與地面垂直，肩帶要用力向後縮，儘量拉近背部兩側肩胛骨的距離。肩帶關節向後縮時，肘部儘量向後拉。注意不要舉的太高，手臂也不能伸直，肩帶收縮時要收腹。

【預備姿勢】

兩腳分開站立，距離比兩肩稍寬。兩手的虎口相對成一圓形，掌心向前，距離臉部約三十公分。眼睛直視虎口。（圖3）

【動作】

1.雙手握拳，分開在體側（拳心向前）。頭向左轉，視線過空拳望遠方（肘關節下垂）。（圖4）

2.回復預備姿勢。

3.～4.動作與1.～2.相同，但方向相反。

5.～8.重複1.～4.的動作。

【練習次數】

八拍，二～四次。

【得氣感】

挺胸，眼睛直視前方時，頸、肩、背部肌肉會有酸脹感。這種感覺會傳到兩手臂及胸部，同時胸口覺得舒暢。

【適應症】

頸、肩、背部酸痛、僵硬、手臂麻痺、胸口悶等。

第3法　雙手伸展

【主要功能】

這個動作，取材於按摩療法中的「拔伸」。主要鍛鍊肩、背部的肌肉（棘上肌）等。

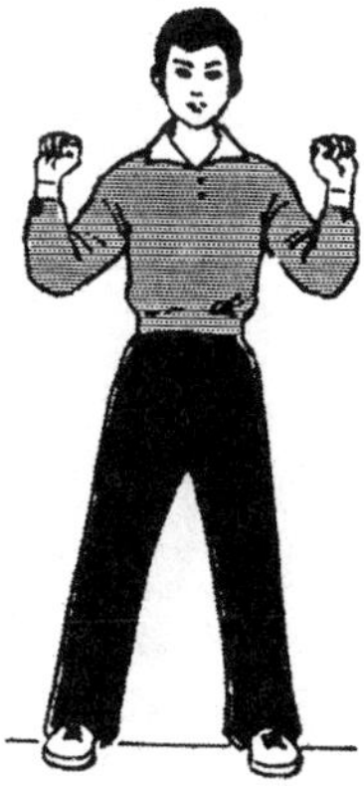

圖 5

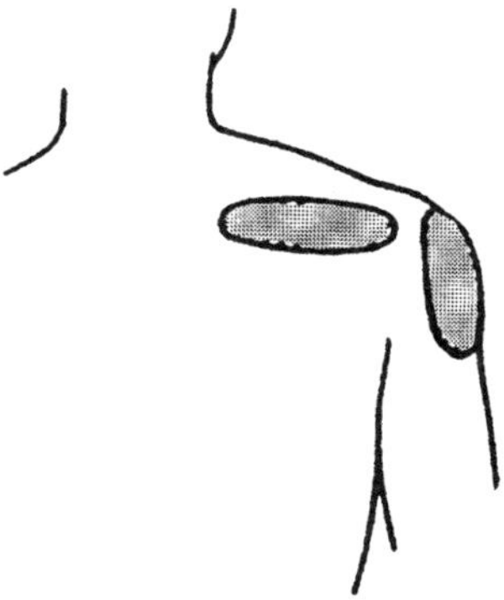

作用圖

【動作要點】

1. 兩手向上伸直至最高點時，挺胸收腹，腳後跟不可提起。

2. 手臂向上伸直時，眼睛跟著向上看。雙手放下時，身體要放輕鬆。

【易犯錯誤】

腹部沒有收縮，或者手臂向上伸直時，沒有與地面垂直。身體向前彎或傾斜，也是容易疏忽的地方。

儘量將手伸直，彷彿要拿取高處的物品一般。

【預備姿勢】

兩腳分開站立，兩手放在身體兩側，肘部要彎曲（雙手握拳，放在與肩部相同的高度。拳心向前）。（圖 5）

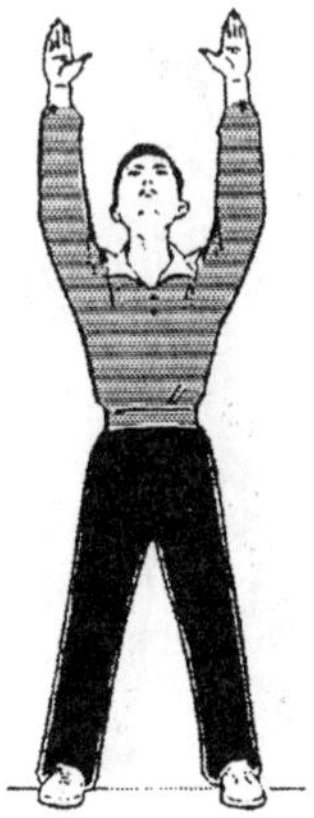

圖6

【動作】

1.握緊的拳慢慢鬆開，兩手向上伸直。掌心向前，慢慢抬頭，眼視左側手指。（圖6）

2.回復預備的姿勢。

3.～4.動作與1.～2.相同，但方向相反。

5.～8.重複1.～4.的動作。

【練習次數】

八拍，三～四次。

【得氣感】

抬頭往上看時，頸、肩部有酸脹感，收腹挺胸時，腰部有酸脹感。

【適應症】

頸、肩、背、腰的酸痛，以及肩關節功能障礙，如上臂提舉不便等。

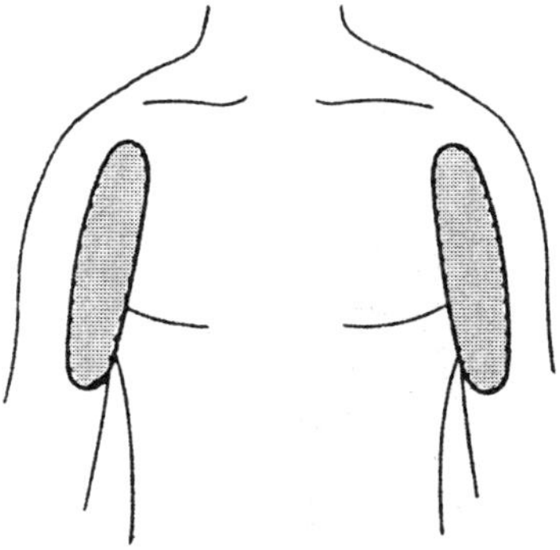

作用圖

第4法　開闊胸懷

【主要功能】

這個動作包括雙手向上舉起，然後向外伸展或向外迴轉。肩關節運動的幅度儘量大，可鍛鍊手、肩、大小圓肌、肩胛下肌、喙肱肌等功能。

【動作要點】

兩臂交叉向上舉，然後向外擴張時，充分利用內勁，肩關節運動才可達到效果。

此外，手臂不可彎曲且必須挺胸、收腹，這一點也很重要。

從手臂向上舉，雙手向外伸展，到回復預備姿勢，兩眼睛必須注視掌心。

【預備姿勢】

兩腳分開站立，雙手掌心向內交叉於腹前（患

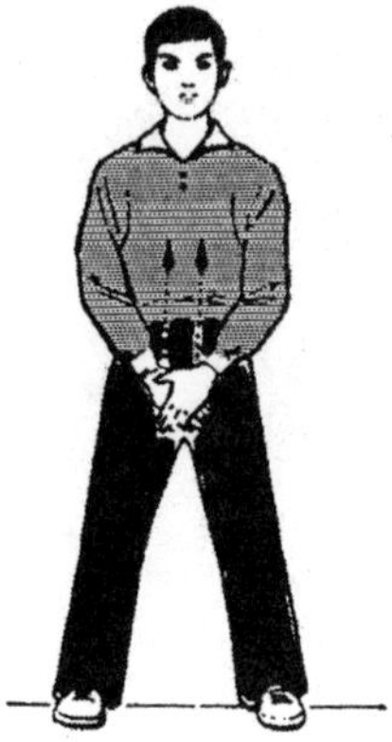
圖7

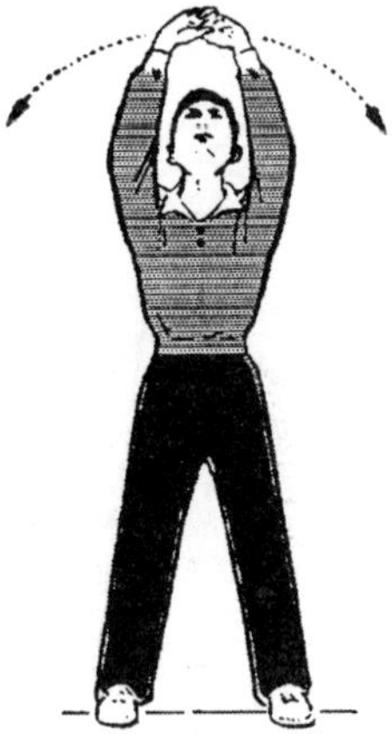
圖8

側手在前）。（圖7）

【動作】

1.雙手交叉，手臂漸漸向上舉，眼睛跟著手臂移動。

2.雙手向體側伸展，手掌慢慢翻轉成另一面。最後手臂慢慢放下，回復原來的準備姿勢。眼睛看著左手。（圖8）

3.～4.動作與1.～2.相同，方向改變。

5.～8.重複1.～4.的動作。

【練習次數】

八拍，二～四次。

【得氣感】

雙手舉高時，手、肩、腰部有酸脹感。

【適應症】

肩關節周圍炎、肩關節功能障礙和頸、肩、腰

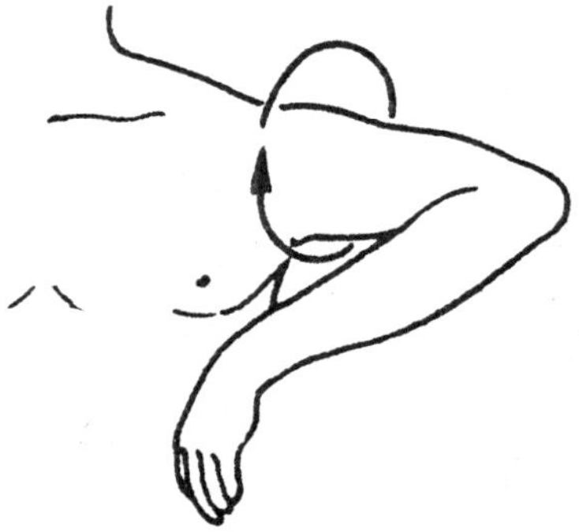

作用圖

部的疼痛。

第5法　展翅飛翔

【主要功能】

這個動作主要是針對肩關節回轉運動而設計，取材於按摩療法中的「搖法」按摩是被動的，這個動作則為自我鍛鍊的動作。

【動作要點】

首先，上臂往後拉，然後肘關節彎曲，上臂向外擴張後轉到身體前方。此時，兩肘必須高於肩部，約與眉毛齊的高度。最後放下兩肘，雙手成立掌，慢慢下壓回復原來姿勢。

眼睛看著肘部，但雙手往下壓時，必須直視前方，這一點得特別留意。聳肩、上臂往後拉或往上

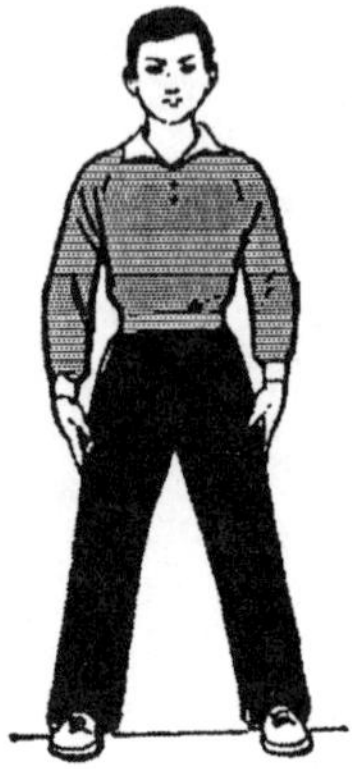

圖9

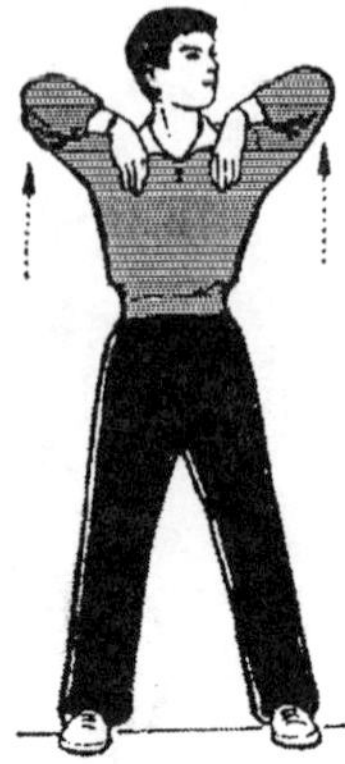

圖10

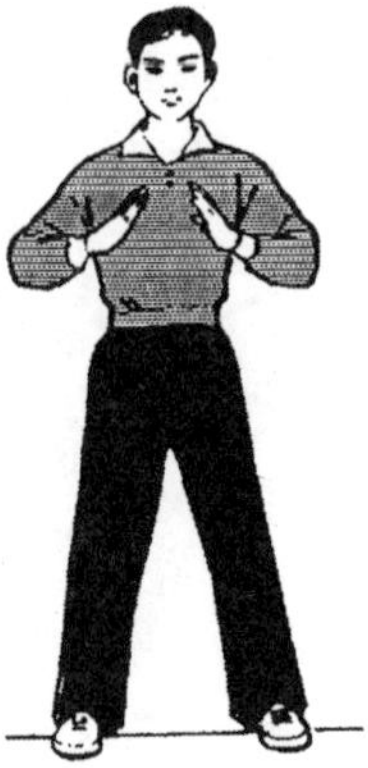

圖11

舉高時，不可碰到腰部或背部。

【預備姿勢】

兩腳分開站立，距離比兩肩稍寬。（圖9）

【動作】

1.手肘彎曲並且向後拉，從身體後方將肘部移到側面，最後再轉到身體前方。此時，兩手背相對（肘部必須高於肩部，手背往下並且相對）。眼睛跟著肘部向左移動，然後直視正前方。（圖10）

2.由肘部開始，慢慢將雙手放下。雙手在臉前成立掌（掌心相對），然後向下壓，回復到預備姿勢。（圖11）

3.～4.動作與1.～2.相同。

5.～8.重複1.～4.的動作。

【練習次數】

八拍，二～四次。

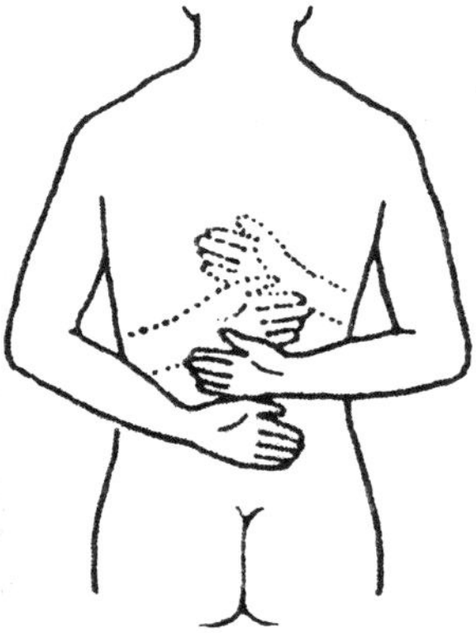

作用圖

【得氣感】
肩部兩肋有酸脹感。
【適應症】
肩關節僵硬、上肢活動功能障礙等。

第6法　鐵臂單提

【主要功能】
主要的功能，增進肩關節運轉靈活，鍛鍊肩胛下肌、大小圓肌、闊背肌的力量，同時強化上臂後轉的機能。
【動作要點】
1.手臂往上舉時，儘量伸展至最高點。彎曲到身體後側的手背，必須放置在腰部的坐骨部位，然後再緩緩提高至胸椎。

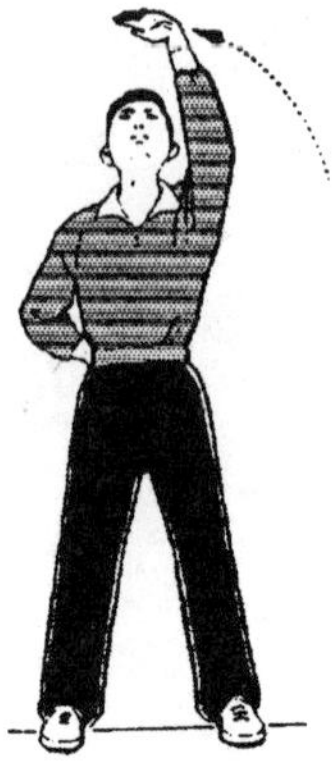

圖12

2.眼睛跟手臂往上看。手舉高時不可彎曲，上身也不可傾斜或轉動。

【預備姿勢】

兩腳開立，距離比肩稍寬。

【動作】

1.左手移到身體側面，然後慢慢往上舉高，眼睛跟著手臂移動。同時，右手放在腰部後側，肘部彎曲，手背緊貼腰後部。（圖12）

2.左手慢慢放下，眼睛注視手背，而後肘部彎曲轉到身體後方。將左手置於右手上方，手背緊貼腰部。

3.～4.動作與1.～2.相同，但左右互換。

5.～8.重複1.～4.動作。

【練習次數】

八拍，二～四次。

【得氣感】

當手臂上舉托掌時，同側的頸、肩部會有酸脹感，同時胸口覺得很順暢。

【適應症】

肩關節僵硬所引起的活動功能障礙。頸、肩、腰部的疼痛或胃脘脹滿感等。

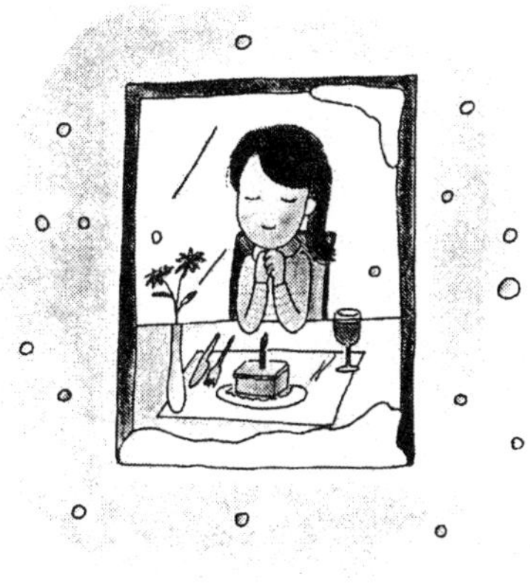

第二套／防治腰、背痛的練功法

第二套練功法，包含第七～十二法。主要活動的部位，是腰部、髖部（股關節）一帶。使腰部、脊椎及股關節能順利活動，改善腰部軟組織的血液循環和神經體液的調節功能，消除痙攣，提高腰、腹部的肌力，恢復活動功能之外，尚有矯正脊椎畸形、消除胸腹的脹滿、固腎養精與加強腰、腹部肌肉力量等作用。

一般所說的腰痛，就是指腰椎兩側軟組織的疼痛。引起腰痛的原因，以腰部扭傷、腰肌過度用力和風、寒、濕的氣候、椎間板脫腸等最為常見。

(1)腰部扭傷

搬取重物、用力不當，或者是活動開始時用力過猛，都容易引起腰椎過度前彎或後彎、扭傷等情形。雙腳伸直，彎腰挑重物時，最容易扭傷腰骶連接部。

(2)腰肌用力過度

長時間彎腰工作的人，腰肌最容易勞損。經常以同樣的姿勢工作，因使腰部肌肉、韌帶長期處於緊張的狀態，所以容易感覺疲勞。主要的症狀，是肌肉痙攣的現象，有時甚至引起肌纖維的斷裂。這種病狀不易治好，經常令人覺得極不舒服。

(3)風、寒、濕所引起的腰痛

風、寒、濕所引起的腰痛，是屬於一種風濕症。大部分都不是急性腰痛，除腰痛之外，肩部、背部以及膝蓋也會覺得酸痛。

多風、寒冷、濕氣重的環境，會使症狀更為惡化。季節的變換、雨季來臨前，患者事先就有預感。

(4)椎間板脫腸

早期的症狀，由於後縱韌帶受到壓迫而引起腰痛。慢慢地迫及到神經，於是有放射性疼痛及坐骨神經痛等症狀。腰部疼痛部位，集中在第四、五腰椎棘的突起間，使腰部的活動受到限制。

這一套的練功法，以腰痛的患者為主要對象。

主要的功能是，消除肌肉的痙攣或黏連現象，減輕疼痛的程度、改善活動功能，同時矯正脊椎側彎，回復到正常的彎度等。

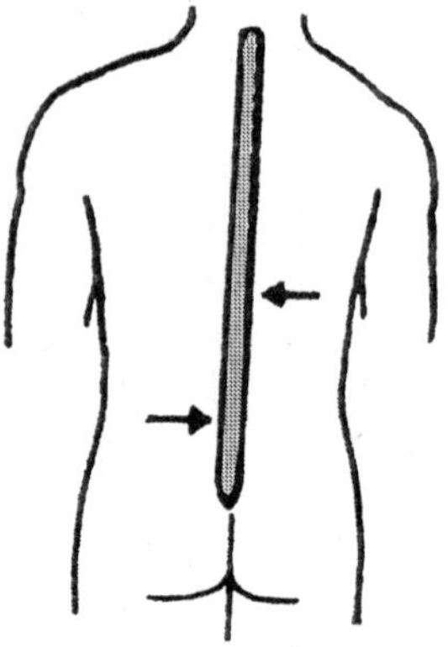

作用圖

第7法　雙手托天

【主要功能】

這個動作主要鍛鍊腰部兩側肌肉、骶棘肌、腰方形肌、闊背肌等。同時伸直脊椎或向左右彎曲，也具有調整骨骼和肌肉的功能。

【動作要點】

兩手垂直高舉時，腹部肌肉時而緊張時而放鬆。

上半身及臉部朝向前方，腰部側彎至最大極限。需注意的是，手臂與膝蓋不可彎曲，肩關節與上半身必須成一直線，身體不可轉動。

上半身朝向前方，腰部儘量向側彎。

【預備姿勢】

兩腳分開站立，距離比雙肩稍寬，雙手交叉置

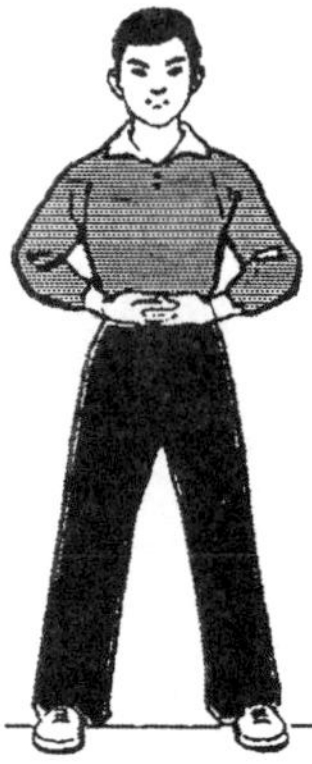

圖 13

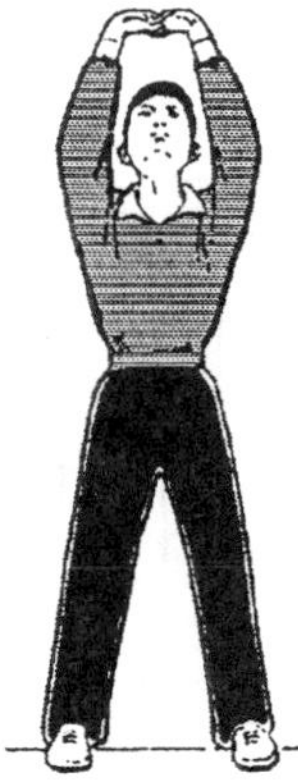

圖 14

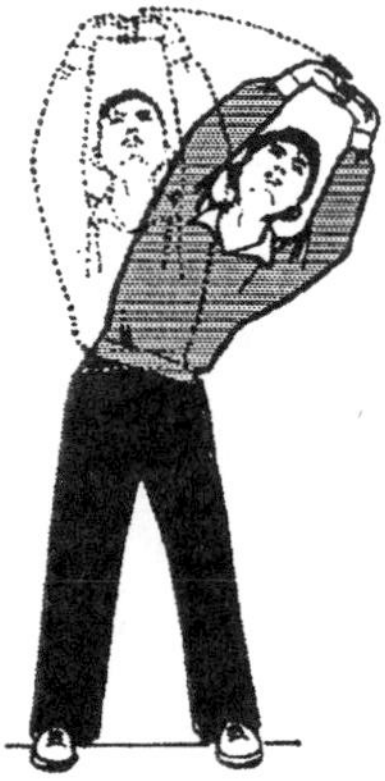

圖 15

於上腹部，掌心向上。（圖13）

【動作】

1.雙手慢慢往上提，到臉部下方後，手掌翻過來，掌心朝上。抬頭挺胸，慢慢再將手掌往外翻。（圖14）

2.雙手配合上半身，一起向左側彎曲，然後回復原狀。（圖15）

3.再側彎一次。

4.兩手臂逐漸分開，由身體兩側往下移動，回到原來的預備姿勢。

5.～8.重複1.～4.的動作，左右方向互換。

【練習次數】

八拍，二～四次。

【得氣感】

頸、腰部有酸脹感，這種感覺會蔓延到肩、

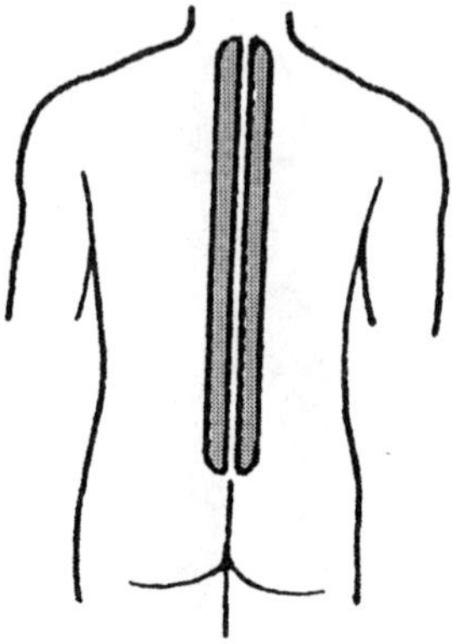

作用圖

臂、手指。

【適應症】

頸、腰部的僵硬、肩肘關節、脊椎等的功能障礙、脊椎側彎等。

第8法　轉腰推掌

【主要功能】

這個動作主要鍛鍊腰椎兩側的肌肉、腰部的旋轉機能、強化腰部肌肉、加強腰椎的安定性，以及矯正腰椎側彎。

【動作要點】

上半身保持挺直，轉動時一隻手臂向前推出，另一隻手臂則彎曲，並且儘量往後拉。以這個姿勢，轉動腰部至最大極限。

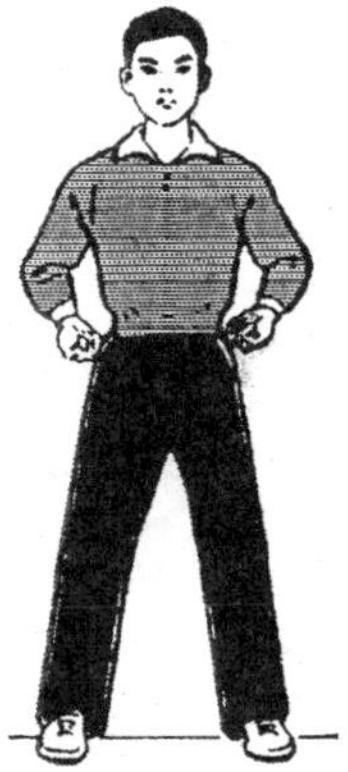

圖 16

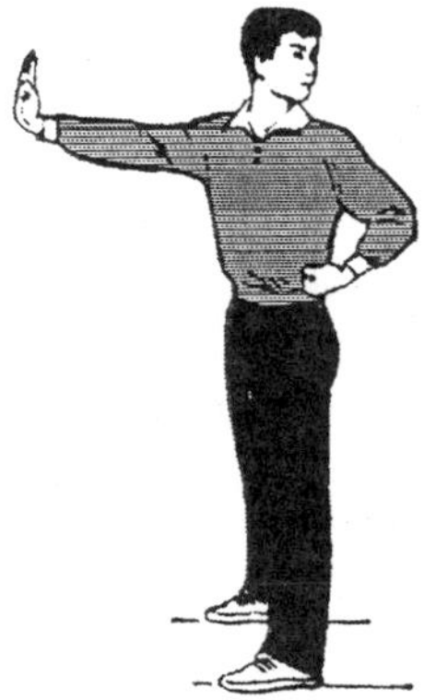

圖 17

此時，兩手臂與身體恰好成一直線。兩腳要伸直，眼睛注視著後方。

【易犯錯誤】

上半身沒有挺直而向前傾，重心左右移動以及手臂與身體未成一直線等。

【預備姿勢】

兩腳分開站立，距離比雙肩稍寬，雙手握拳在腰部。（圖16）

【動作】

1.右手成立掌向前推出（掌心向前），同時上半身向左轉，眼視左後方。左肘向左後方頂，恰好與右臂成一直線。（圖17）

2.回復原來的預備姿勢。

3.～4.動作與1.～2.相同，左右方向互換。

5.～8.重複1.～4.的動作。

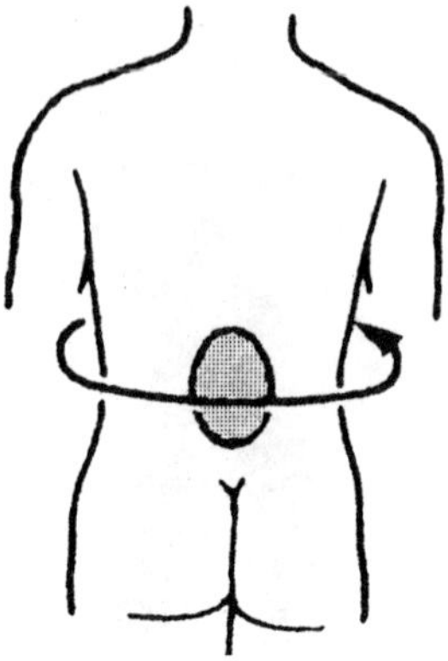

作用圖

【練習次數】

八拍，二～四次。

【得氣感】

手向前推出，轉動上半身時，腰、肩、頸、背有酸脹感。

【適應症】

適用於頸、肩、背及腰軟組織的勞損。如頸、腰部疼痛伴有手臂痲痺或肌肉萎縮等現象。

第9法　叉腰旋轉

【主要功能】

這個動作主要是使第四、第五腰椎關節容易轉動，尤其能拉直腰椎、維持腰椎的正常弧度，同時具有矯正的功效。

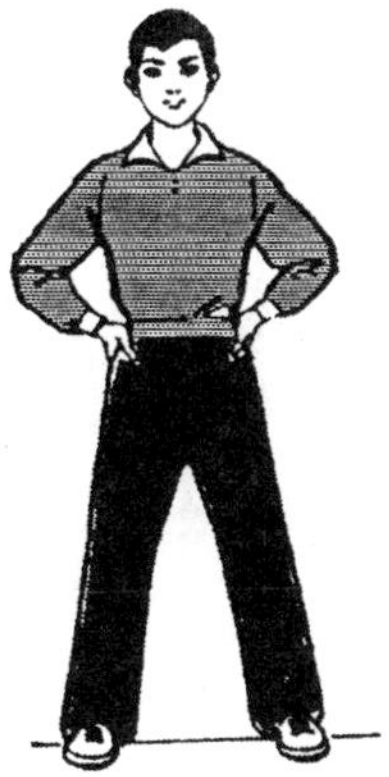

圖18

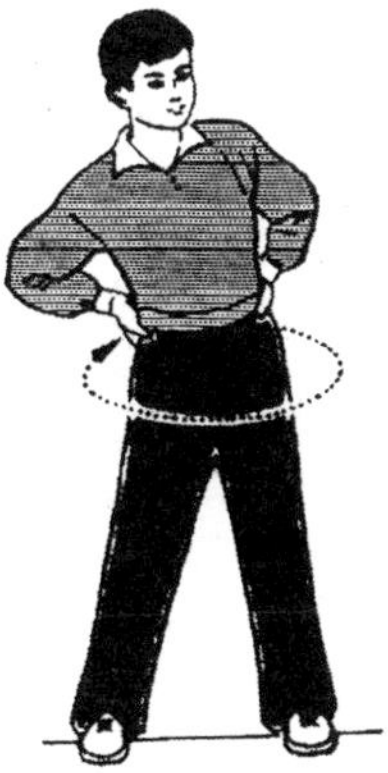

圖19

【動作要點】

伸直腰部，轉動的幅度儘量要大，腰椎運動要連續順暢的做。轉動骨盆及腰椎時，不可以只動上半身和頭部。

兩腿伸直，兩腳不動，也很重要。做第四以及第八拍的動作時，肩、腰部的肌肉需配合著緊張和放鬆，適當的交替。

【預備姿勢】

兩腳分開站立，距離比兩肩稍寬，雙手叉腰（拇指向前）。（圖18）

【動作】

1.～4.雙手依次用力推動著骨盆，作順時鐘方向繞環一周。（圖19）

5.～8.動作與1.～4.相同，但改為逆時鐘方向。

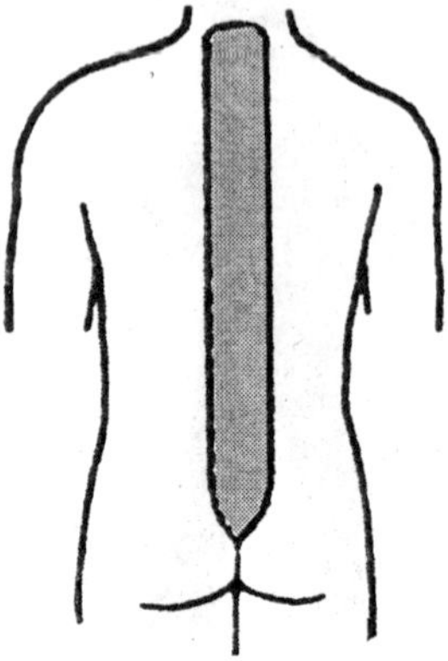

作用圖

【練習次數】

八拍，二～四次。先做順時鐘方向旋轉一～二次，後做逆時鐘方向一～二次。

【得氣感】

腰部有明顯的酸脹感。

【適應症】

腰部急性扭傷、慢性腰痛，或由於長時間彎腰工作，或連續以固定姿勢所引起的腰骶部酸痛等。

第10法　展臂彎腰

【主要功能】

這個動作主要是鍛鍊腰、背部的棘上、棘間韌帶、後縱韌帶、骶棘肌、闊背肌等，並強化腰椎關節的運動機能。

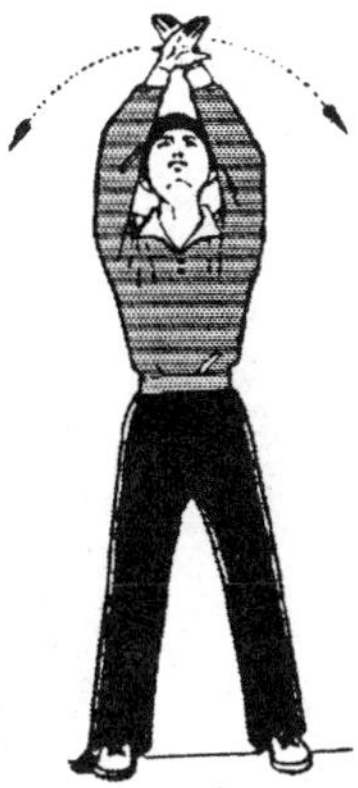

圖 20

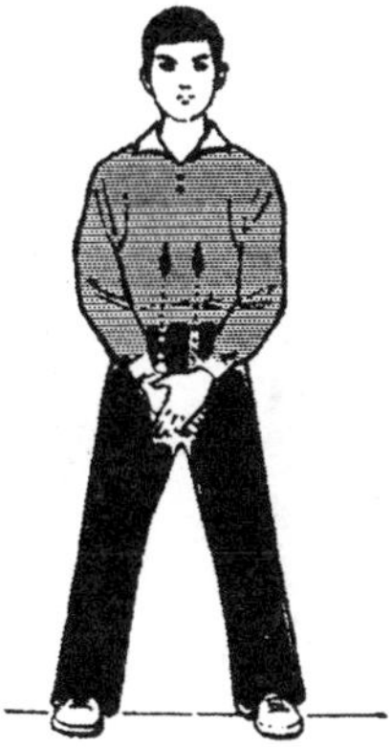

圖 7

【動作要點】

彎腰時，兩臂和肩部平行且保持放鬆的狀態。手臂慢慢放下，並且雙手成交叉狀。最後，手臂提高至耳朵側面，此時上半身是挺直的。身體往下彎，以手指頭能碰觸地面最為理想。

【易犯錯誤】

上臂肌肉過度緊張、頭部往下垂，手臂舉起時，沒有與上半身平行等，這幾點需特別留意。

【預備姿勢】

兩腳開立，距離比雙肩稍寬，雙手交叉於腹前（掌心向內）。（同圖7）

【動作】

1.手臂向前上舉，抬頭、挺胸並且收腹（眼睛注視手背）。（圖20）

2.雙手慢慢分開至身體兩側下落，最後與肩部

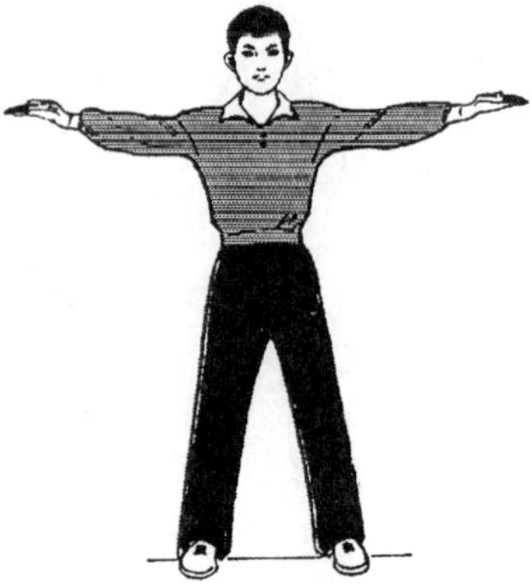

圖21

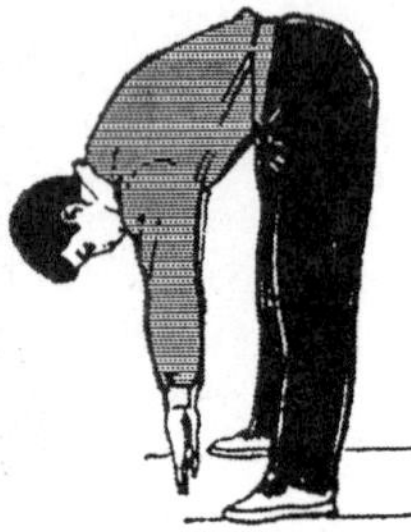

圖22

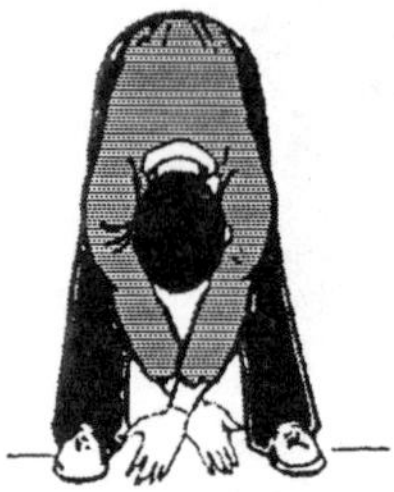

圖23

平行（掌心向上）。（圖21）

3.掌心向下，上半身挺腰向下彎曲。（圖22）

4.雙手在身體前方交叉。（圖23）

5.～8.重複1.～4.的動作，最後回復到原來的預備姿勢。

【練習次數】

八拍，二～四次。

【得氣感】

兩臂上舉眼視手背，腰部會有酸脹感。雙手碰觸地面時，腳後肌群也有酸脹感。

【適應症】

頸、背、腰部的酸痛。

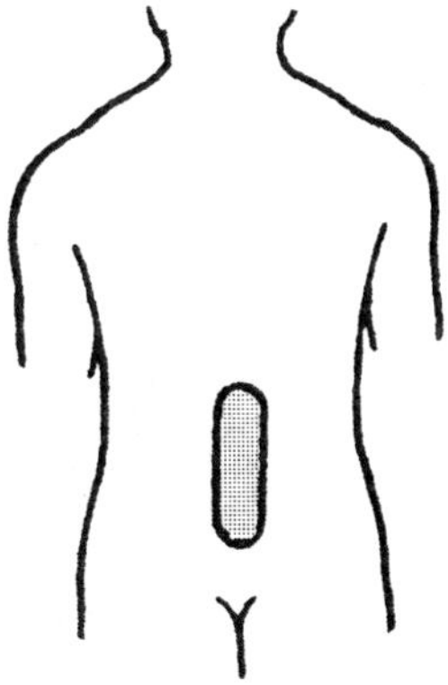

作用圖

第11法　弓步插掌

【主要功能】

這個動作主要是鍛鍊腰、臀、腳部的肌肉，以及強化脊椎旋轉的機能。

【動作要點】

兩腳分開，採弓步（前後腳分開，前腳彎曲後腳伸直的姿勢）。上半身保持挺直，向斜前方伸出的拇指，約與頭部同高。後腳要伸直，腳踝關節不可轉動。同時，另一手臂向後彎曲，雙手以反方向拉。上半身、後腳以及前手臂都要伸直，這一點最重要。

【易犯錯誤】

弓步太小，上半身向前傾，向前伸出的手臂或高或低，及後腳彎曲等。

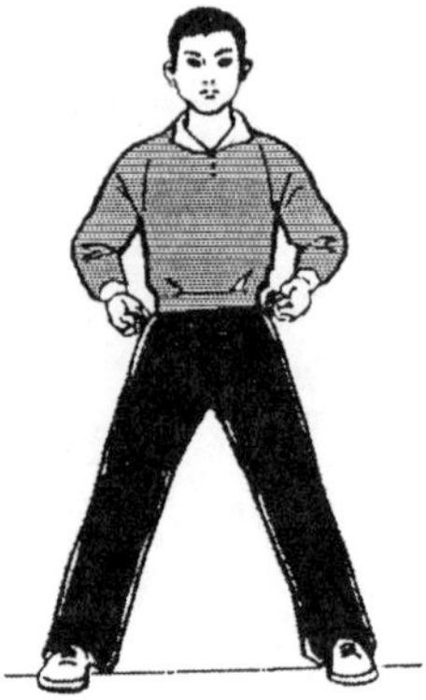

圖 24

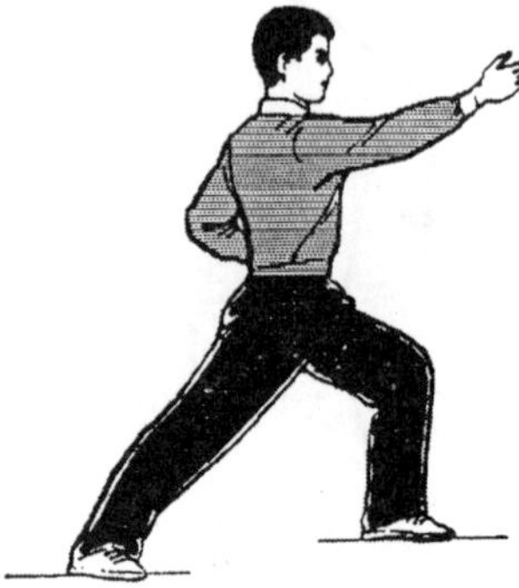

圖 25

【預備姿勢】

兩腳分開站立（距離約為肩寬的二倍），雙手握拳（拳心向上）於腰部。（圖24）

【動作】

1.上半身向左轉成左弓步，同時將右拳變掌向前上方插拳（掌心向側），拇指約與頭部同高。（圖25）

2.回復預備姿勢。

3.～4.動作與1.～2.相同，但左弓步改為右弓步。

5.～8.重複1.～4.的動作。

【練習次數】

八拍，二～四次。

【得氣感】

腰、腿有酸脹感。

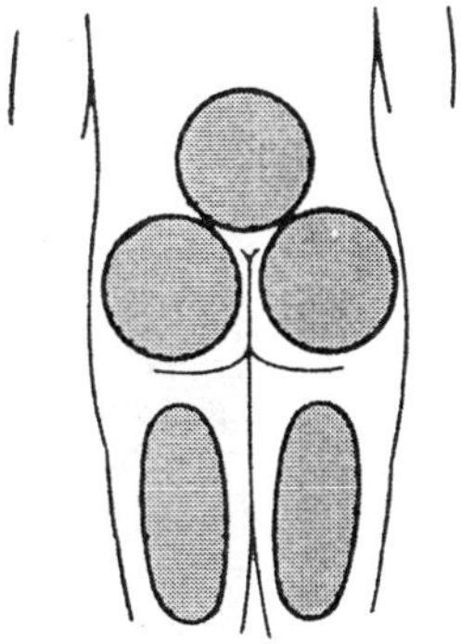

作用圖

【適應症】

頸、腰、背及四肢酸痛，關節不靈活。

第12法　雙手攀足

【主要功能】

這個動作主要是將腰椎部棘間韌帶、棘上韌帶及後縱韌帶拉直，同時鍛鍊仙棘肌、闊背肌、大腰肌和下肢的腓腹肌等。

【動作要點】

首先，兩手掌交叉往上舉高，頭朝上看。然後上半身慢慢往下彎，做攀足的動作（以手抓腳的動作）。停頓片刻後，再恢復預備姿勢。

兩腳絕不可彎曲，雙手要儘量碰到腳背，動作要連續不間斷。

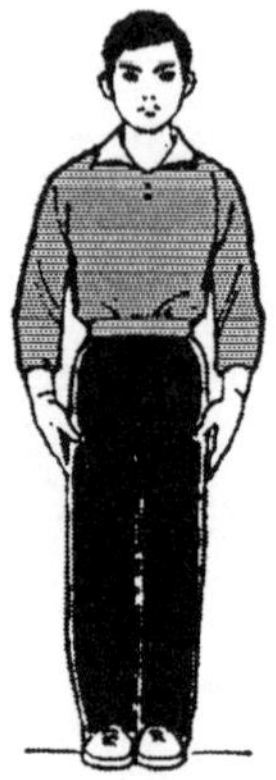

圖 26

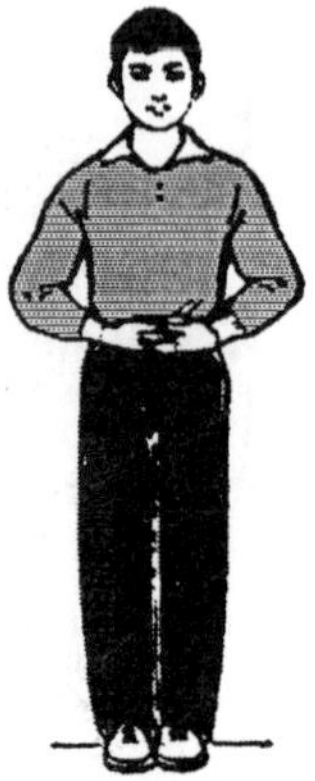

圖 27

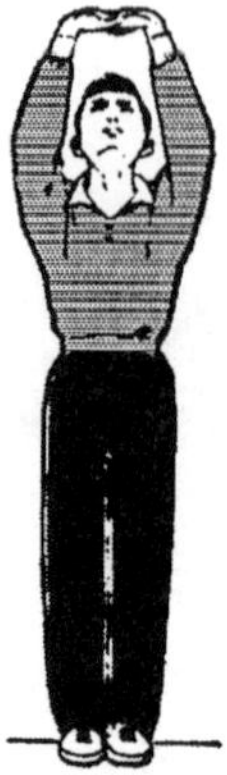

圖 28

【易犯錯誤】

雙手放下時，身體會失去重心而向前傾。上半身與手臂的動作沒有同時進行，膝蓋彎曲、頭向下垂等。

【預備姿勢】

兩腳靠攏站立。（圖26）

【動作】

1.雙手交叉，於上腹前（掌心向上）。慢慢將手往上移，到臉部下方時翻轉過來，繼續往上高舉。眼睛注視手背。（圖27、28）

2.上半身挺腰向前彎。

3.手掌壓在腳背上。（圖29）

4.回復預備姿勢。

5.～8.重複1.～4.的動作。

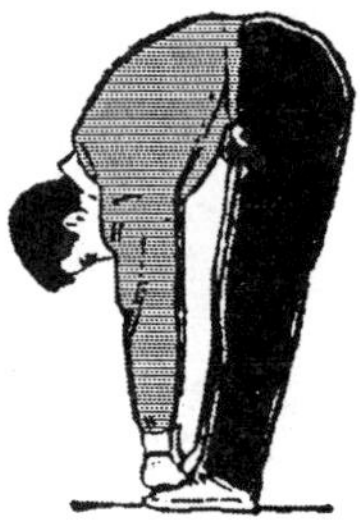

圖 29

【練習次數】

八拍，二～四次。

【得氣感】

雙手上舉時，頸、腰部有酸脹感。當彎腰雙手壓在腳背時，腰、腿部有酸脹感。

【適應症】

腰、腳部軟組織過度疲勞，或腰部活動不靈活、脊椎側彎、腿部酸痛、下肢痲痺和伸屈不靈活等。

第三套／防治臀、腿痛的練功法

第三套包括第十三～十八法，活動的部位是臀部及腿一帶。主要的功能是使股關節、膝關節、腳踝的運轉靈活，增加腰、腹部肌肉的力量，及臀部、腳部的肌力，消除軟組織的黏連與痙攣現象。除提高各個軟組織的活動機能之外，也有矯正脊椎、骨盆畸形的功效。

一般所說臀部、腳部的疼痛，主要是指臀部、大腿後側、脛的後外側、腳後跟及腳背等，以疼痛為主的綜合症。

臀、下肢軟部組織的損傷、梨狀肌損傷綜合症、臀上皮神經損傷，及腰椎椎間板脫腸等病症最為常見。

(1) 梨狀肌損傷綜合症

梨狀肌，是位於臀部內的小肌肉。下肢向外轉時，必須使用到它。假如下肢往外側張開，或從彎曲狀回復直立時，肌肉過度的拉緊就會引起損傷。

損傷那一側的肢體會有不適的感覺——腰部無法彎曲、行動困難，同時臀部會疼痛有酸脹感。且沿著大腿後側到脛的後外側，都會有放射性的疼痛及麻痺現象。大小便或咳嗽時，疼痛更為劇烈。無法靈活地將腳伸直或舉起，並有顯著的疼痛感。

(2)臀上皮神經損傷

臀上皮神經疾病，除單邊的腰部、臀部感覺疼痛外，也會影響到同側的下肢部位。疼痛感由上往下蔓延，但其特徵是不會到達膝蓋以下的部位。彎腰、站立、坐時，都會有困難。

(3)腰椎椎間板脫腸

腰部運動量較大的地方，是在第四、第五腰椎或者第五腰椎和骶椎之間。突出的部位會壓迫到神經，腰椎椎間板突起的部位若受明顯的壓迫，就會產生與(1)(2)類似的症狀。

這一套練功法，主要針對前述三種疾病的預防或治療設計的。除有提高活動功能和緩和病情功效外，對腰椎椎間板脫腸也有減輕症狀的效果。

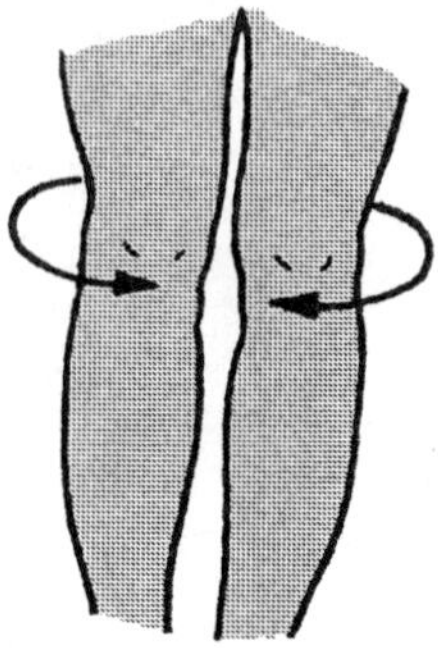

作用圖

第13法　左右轉膝

【主要功能】

這個動作除使下肢三大關節能靈活運轉外，更能鍛鍊關節的活動功能，並強化大腿四頭肌、腓腹肌的力量，使膝關節內外的韌帶有柔韌性，及加強膝關節的安定作用等。

【動作要點】

轉動膝蓋時，要慢慢且連續的用力做。轉動的幅度儘量大。

【易犯錯誤】

只做前後的轉動，腳後跟提起，速度快慢不定或兩腳分開等。

【預備姿勢】

立正，上半身向前彎，雙手放在膝蓋上。眼睛

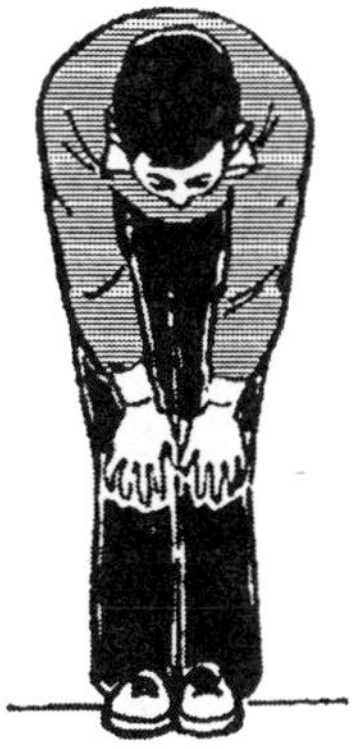

圖30

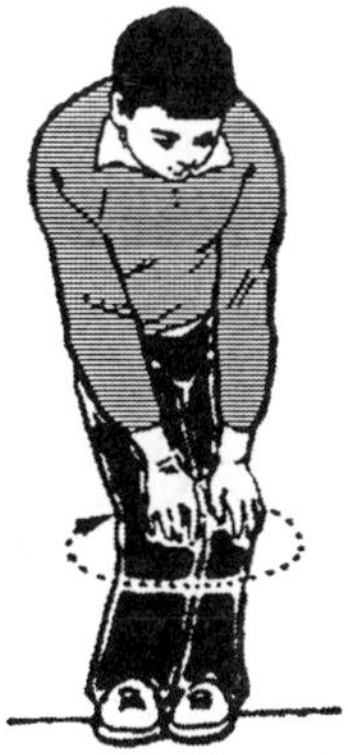

圖31

注意下方。（圖30）

【動作】

1.彎曲膝蓋，以順時鐘方向轉一圈（腿向後時伸直）。（圖31）

2.回復預備姿勢。

3.～4.動作與1.～2.相同。

5.～8.重複1.～4.，但改為逆時鐘方向。

【練習次數】

八拍，二～四次。先做順時鐘一～二次，再做逆時鐘方向一～二次。

【得氣感】

轉動時，膝蓋、腳踝關節有酸脹感。

【適應症】

膝蓋、腳踝關節的酸痛或無力，膝關節內外側副韌帶的損傷等。

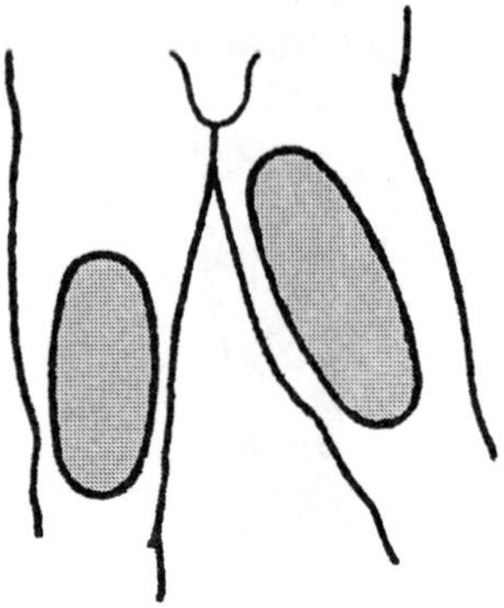

作用圖

第14法　仆步轉體

【主要功能】

這個動作主要是，鍛鍊內收肌群和大腿四頭肌的力量，強化下肢外展（腳向外張開）及內縮（腳向內彎）的肌能，同時加強股關節的安定性。

【動作要點】

仆步（單腳往旁伸直而另一腳彎曲）要大，膝與腳尖要垂直，上半身儘量低，重心放在彎曲的一腳，同時兩腳腳尖平行向前。

【易犯錯誤】

兩腳分開的大小，類似蹲下的姿勢。使得重心不夠低，因此，上半身容易傾斜。兩腳成八字形，這一點也要避免。

【預備姿勢】

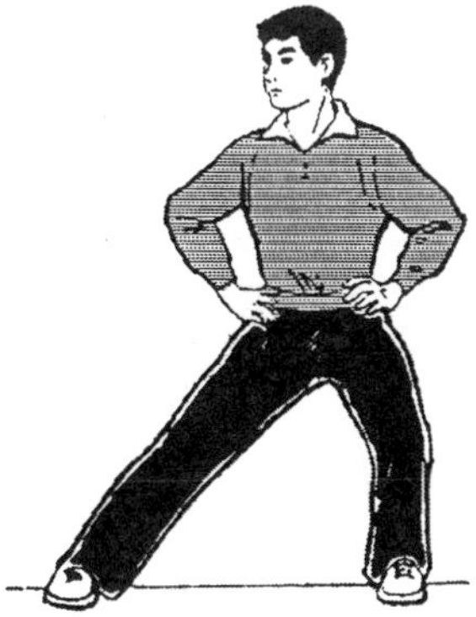

圖 33

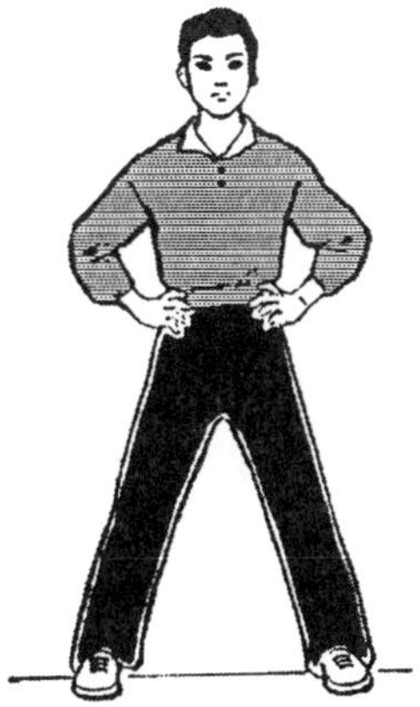

圖 32

雙腳打開一大步，雙手叉腰，拇指朝後。（圖32）

【動作】

1.左腿成仆步，同時上半身向左轉四十五度。（圖33）

2.回復預備姿勢。

3.～4.動作與1.～2.相同，但左右替換。

5.～8.重複1.～4.的動作。

【練習次數】

八拍，二～四次。

【得氣感】

仆步時，伸直腿的內收肌群及彎曲腿的股四頭肌，會有酸脹感。

【適應症】

腰、臀、腳部的疼痛，強化大腿、膝蓋、腳關

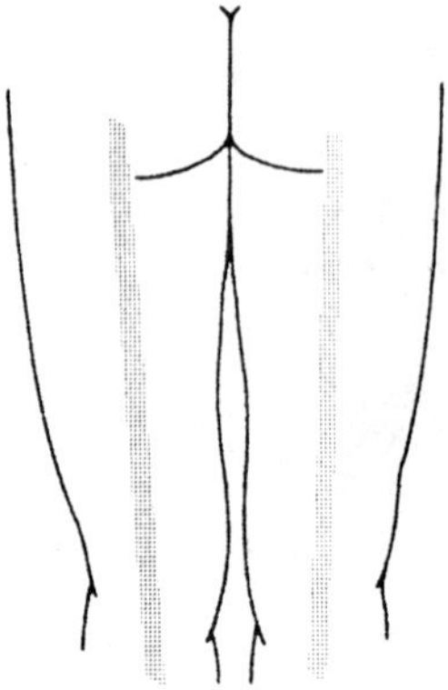

作用圖

節的功能，內收肌群的勞損，及下肢肌肉的萎縮等。

第15法　俯蹲伸腿

【主要功能】

這個動作是參考按摩的「拔伸法」，主要鍛鍊大臀肌、大腿二頭肌、半膜樣肌、半腱樣肌及提肛肌等，對坐骨神經痛有良好的治療效果。

【動作要點】

蹲下時，臀部的肌肉儘量放鬆，兩眼直視前方。站立時，兩腳伸直，手掌如能壓住腳背更為理想。

【易犯錯誤】

蹲下時腳後跟跟著提起，頭下垂或身體傾斜。

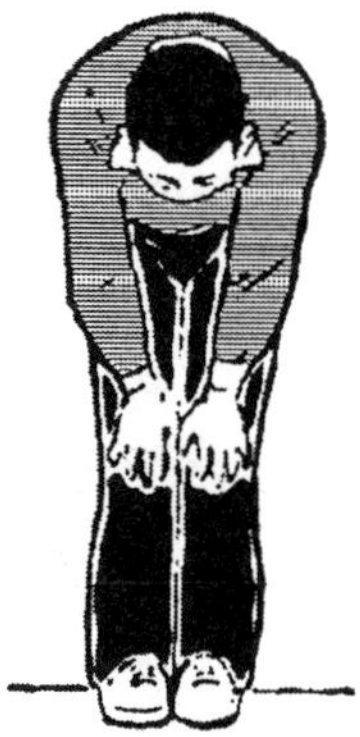

圖 34

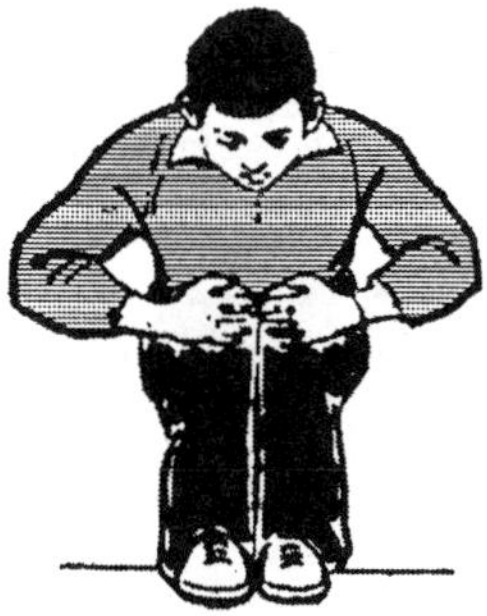

圖 35

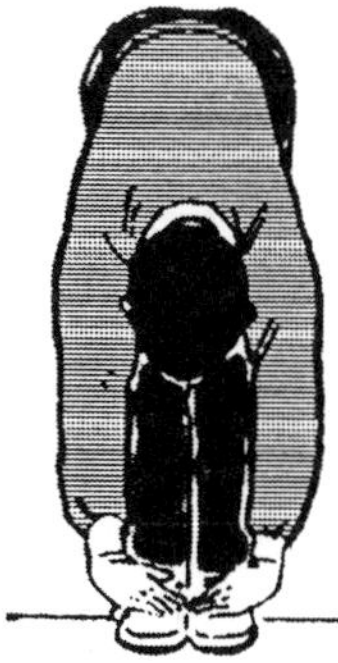

圖 36

【預備姿勢】

兩腳靠攏站立。

【動作】

1.兩腳伸直，上半身慢慢向前彎，雙手貼在膝腿上。（圖34）

2.彎曲全膝蹲下，雙手抱著膝蓋，指尖相對。（圖35）

3.兩手貼在腳背上，然後伸直兩腳。（圖36）

4.回復預備姿勢。

5.～8.重複1.～4.。重疊的手上下對換。

【練習次數】

八拍，二～四次。

【得氣感】

蹲下時，大腿的前肌群和膝關節有酸脹感；兩腳伸直時，腳的後肌群有酸脹感；手掌貼腳背時腿

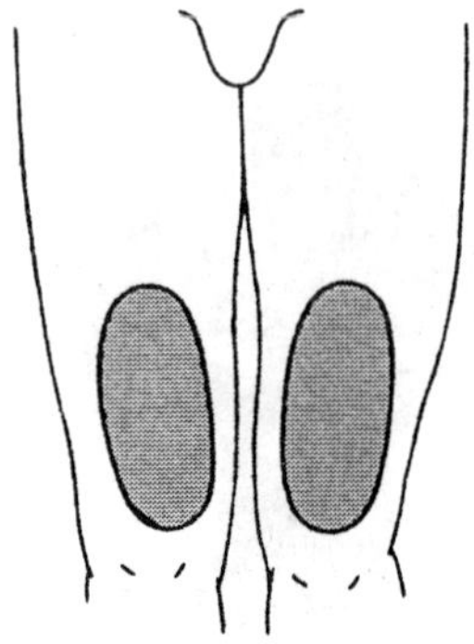

作用圖

後肌群酸脹感加重。

【適應症】

膝關節、股關節的功能障礙所引起的下肢屈伸困難，下肢肌肉的萎縮，或坐骨神經痛等。

第16法　扶膝托掌

【主要功能】

這個動作取材於武術基本練習法的馬步，主要鍛鍊大腿四頭肌的力量，及強化下肢三大關節的安定性。

【動作要點】

兩腳分開成馬步姿勢，一手向上伸直，另一手則緊貼膝部，背部要挺直。

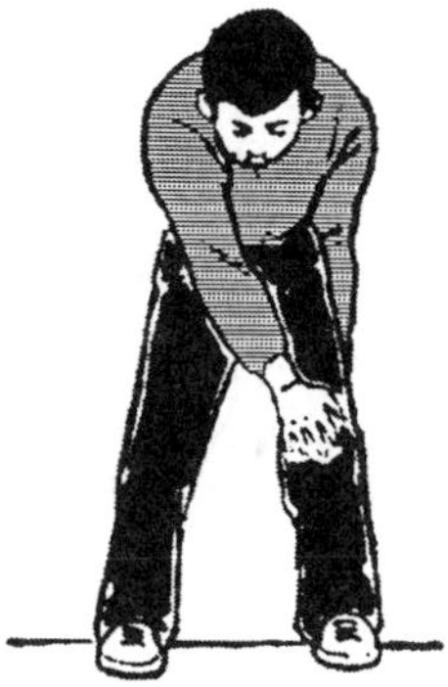

圖 37

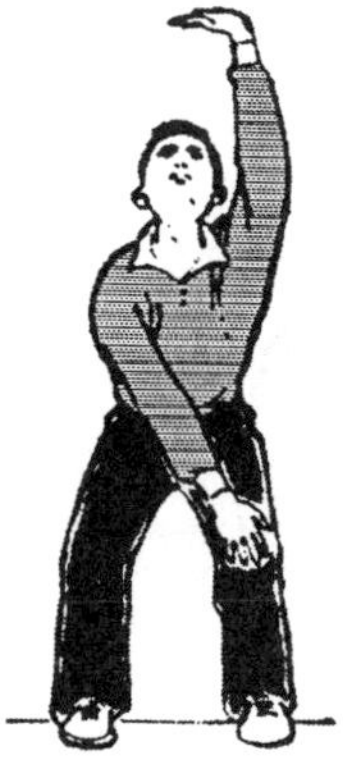

圖 38

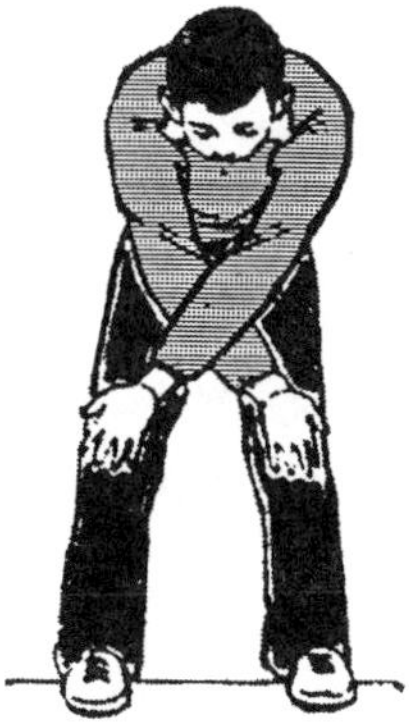

圖 39

【易犯錯誤】

馬步太小、上半身傾斜、肘部彎曲，臀部突起或腰部沒有挺直等等。

【預備姿勢】

兩腳分開站立，距離約為一又二分之一個肩寬，雙手自然下垂。

【動作】

1.上半身向前彎，右手放在左膝蓋。（圖37）

2.兩膝彎曲成馬步，上半身挺直。左手臂由身體前方向上舉成托掌，掌心朝上，眼視手背，同時屈兩膝，重心在兩腿之間。（圖38）

3.兩腳恢復直立，上半身向前彎，左手放在右膝上，並且與右手交叉。（圖39）

4.回復預備姿勢。

5.～8.重複1.～4.。左右互換。

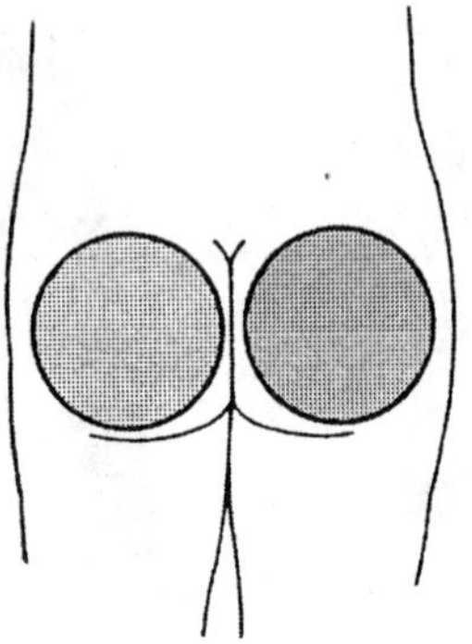

作用圖

【練習次數】

八拍，二～四次。

【得氣感】

頭部往上看時，頸、肩、腰、腿部有酸脹感。

【適應症】

頸、肩、腰、腿部的酸脹痛，以及下肢肌肉的萎縮。

第17法　胸前抱膝

【主要功能】

這個動作主要是鍛鍊大臀肌和下肢的前肌群，提高身體的平衡能力和股關節的彎曲機能。

【動作要點】

兩手向上伸直，頭部同時要抬高。抱膝時，緊

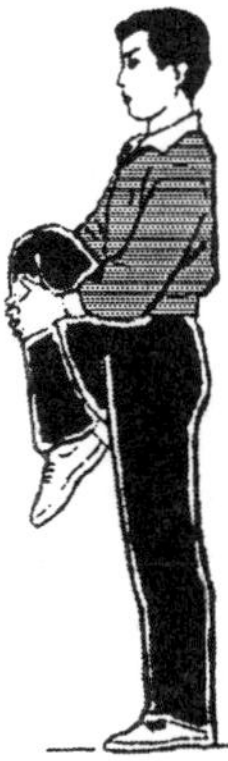

圖 41

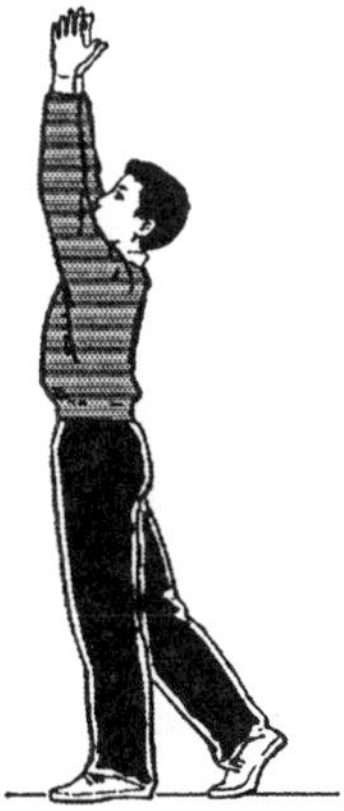

圖 40

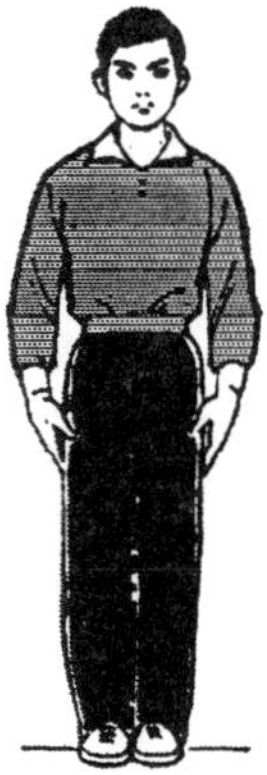

圖 26

靠胸前，讓重心平穩。

支撐身體的腳不可彎曲或搖晃，這一點很重要。

【易犯錯誤】

第一步跨出的步伐太小；上肢會彎曲；抱膝時，腰部沒有挺直；支撐重心的腳彎曲；上半身搖晃不穩等。

【預備姿勢】

兩腳併攏站立。（同圖26）

【動作】

1.左腳向前跨一步，重心放在左腿，右腳跟提起，同時兩臂從前面往上舉。掌心相對，抬頭挺胸。（圖40）

2.雙手由身體兩側放下，同時將右腳舉起，手抱右膝部緊貼於胸前，左腳伸直。（圖41）

3.右腳位於後面，雙手向上舉高，回復第一動作。

4.回復預備姿勢。

5.～8.重複1.～4.的動作。

【練習次數】

八拍，二～四次。

【得氣感】

抱膝時，支撐腿的後肌群，以及彎曲腳的前肌群有酸脹感。

【適應症】

臀部、腿部的疲勞和酸痛，及腳屈伸功能的障礙。

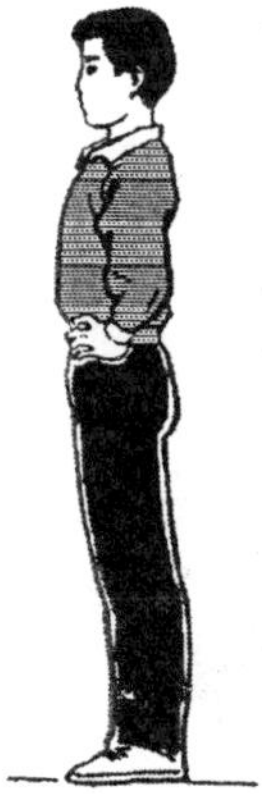

圖 42

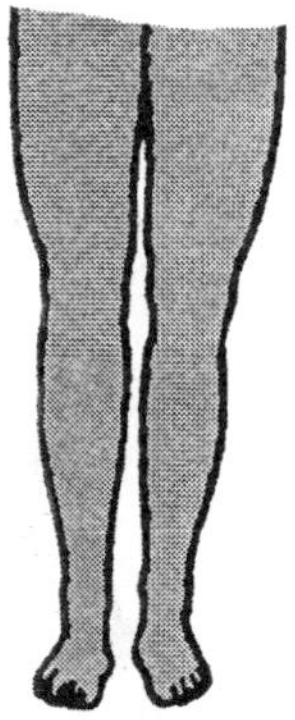

作用圖

第18法　雄鬬漫步

【主要功能】

這個動作的主要功能是，協調下肢肌肉的活動。

【動作要點】

虛步（非重心的那一腳）和實步（支撐身體那一腳）的區別要明顯，上半身要挺直。

眼睛直視前方，重心要平穩的更換，虛步這一腳的腳尖儘量翹高。

【易犯錯誤】

虛步和實步無明顯的區別、上身前傾或後仰、腳尖沒有翹高。

【預備姿勢】

兩腳靠攏站立，雙手叉腰，拇指向後。（圖42）

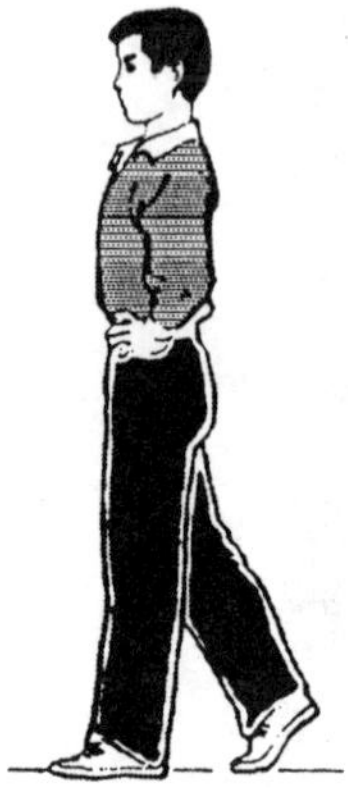

圖43

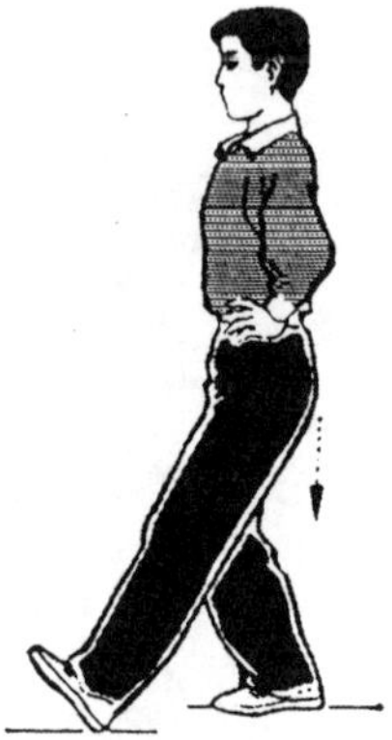

圖44

【動作】

1.左腳前進一步，重心放在前腳，右腳跟提起。（圖43）

2.右腳跟放下，右膝稍彎曲，將重心移到右腳，左腳尖翹起。（圖44）

3.右腳向前一步，重心再移到前腳，左腳跟提起。

4.左腳跟放下，左膝彎曲，重心移到後腳，右腳尖翹高。

5.重心移到前面（右腳），左腳跟提起。

6.重心移到後面（左腳），右腳尖翹高。

7.右腳後退一步，重心移到右腳，同時左腳伸直，左腳尖翹高。

8.回復預備姿勢。

【練習次數】

八拍，二～四次。開始時，左腳先跨前一步。第二次則改從右腳開始。

【得氣感】

重心在左腳時，左腳與右腳踝有酸脹感。同理，重心在右腳時，則右腳和左腳踝有酸脹感。

【適應症】

下肢酸痛、關節功能的衰退等。

練功十八法的基本手型

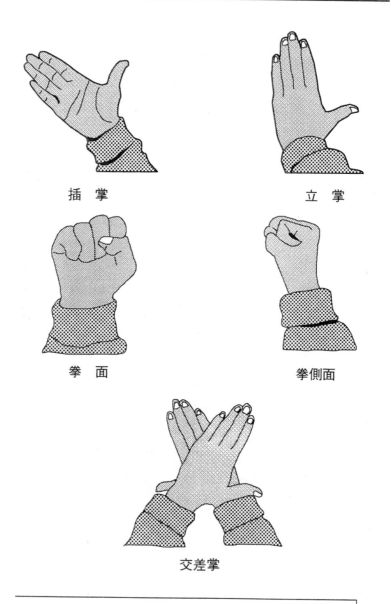

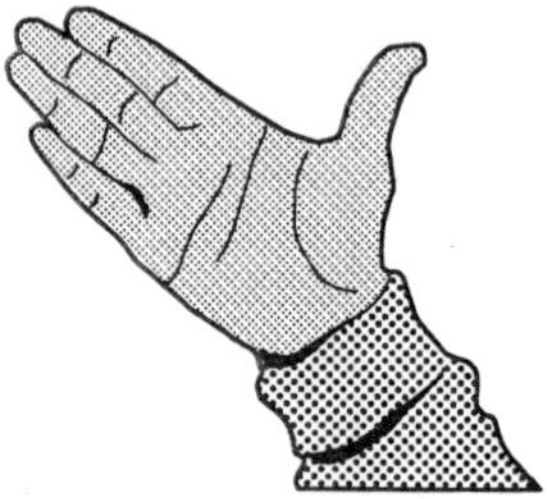

插　掌

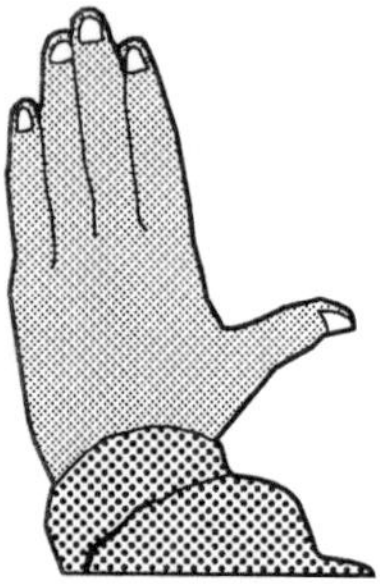

立　掌

拳　面

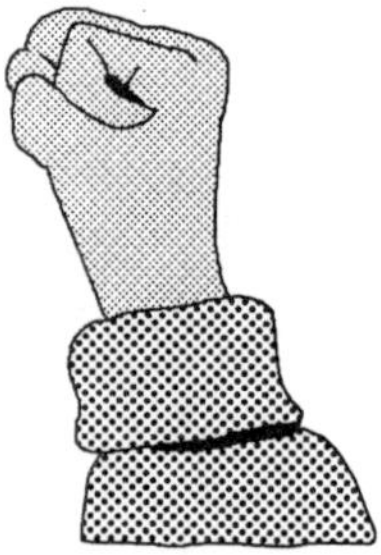

拳側面

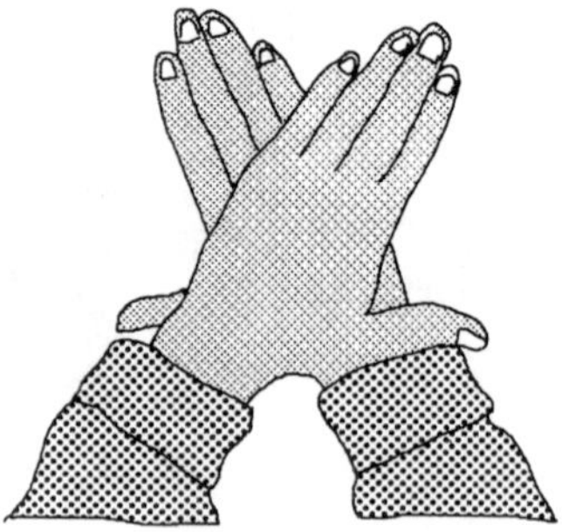

交差掌

第三章

練功十八法的應用

只要全身功能協調所有病痛將一掃而空

第二章所解說的十八個基本動作，都有它的道理和治療效果，最好不要任意更改。但是，為配合不同的生長環境、氣候等複雜因素，並提高治療的效果，適度的改良仍是有必要的。

本章即是基於這點，為不容易按照基本動作練習的人，研究出一套適合他們的方法。不拘泥於原來的形式，只借用練功十八法的型態，並特別解說有治療效果的動作。

前一章所解說的動作，主要是將肌肉做適當的伸直，即所謂的屈伸體操。利用這一套練功法，只要能達到有「得氣感」的標準，就會有某種程度的效果，並促進血液和淋巴液的循環。

但是，對於骨骼異常的人而言，勉強的練習反而會產生反效果。

人的身體是很微妙的，如果腳底有疙瘩或雞眼，就會引起頭痛、肩部酸痛或頸部的毛病等。

好比汽車剎車的情形，雖然腳踩的是剎車板，但是，停下來的卻是車輪。腳底和頸部似乎是兩個極端，但只要想想剎車的原理，就明白其中的道理了。

所以，身體某部位有疼痛或不適時，病因並不一定發生在患部附近，由於骨骼、肌肉不平衡或其他部位不協調而引起的情形也很多。

因此，身體某部位感覺疼痛不舒服時，懂得局部的治療法，只能算是三流的醫師。唯有注重全身功能的調和，才是治療的根本之道。

「形」是內在的表現，想要有一個健康的身體，唯有內部機能彼此的調和。骨骼異常的人，身體狀況不同於一般人，如果勉強練習前章的動作，也不會有良好的效果。

練功十八法普遍受到歡迎，最主要的原因就在於它驚人的療效。一些早期的指導員，原本都是住院的患者。

這些患者在住院期間，一邊接受藥物或物理治療，一邊也積極的練習練功十八法。由於效果良好，就繼續推廣到其它各地。

練功十八法的確是種簡單易學的健康體操，以提高身體機能為主要目的。但若將它純粹視為「體操」，就可能只注意到「型態」，而忽視它所具有的治療效果。

本章將把重心放在它的功效上，因為練功十八法並不是一般的屈伸體操。

緩和頸、肩酸痛只要改善腰椎歪斜的現象

第一套所包括的六法，乍看之下似乎是完全不相關的動作。但是，如果只把重點放在頸部的動作上，就會發現，從第一法至第六法，頸部的動作一次比一次更為擴大。

第一套練功法，主要是以治療頸部的酸痛為主，以頸神經叢和手臂神經叢所分歧的神經平衡失調，引起的情形最為常見。所以，只要能改善頸椎歪斜的現象，即能緩和頸、肩部的症狀。

造成頸椎歪斜的原因，以整個身體失去平衡引起的情形較多。因此，只要改善頸椎異常的現象，自然就能提高整個身體的機能。

身體各部位彼此互有關連，整體的平衡感是身體健康的先決條件。如果頸部轉動困難，則不僅表示頸部有異常，也是整個身體失去平衡感的危險信號。一旦身體某部位的活動受到限制，再經勉強轉動，身體的不平衡就會更加擴大。

使不可能轉動的部位轉動，會有什麼後果呢？表面上看似乎勉強可活動，但一定會使身體另一部位的活動受到限制或有酸痛現象。

尤其是臀部特別突出（腰椎的前彎大）的人，如果勉強將頸部轉到旁邊，會很容易扭傷，造成整個身體的歪斜。

因此，在活動頸部之前，必須先修正腰椎的前彎以免扭傷。

腰椎某種程度內的前彎，是屬於正常的現象。運動或做體操時，因身體處於緊張狀態，腰椎前彎的情形更為顯著。

找出生理上腰椎前彎的方法如下——

1. 仰臥。

2. 兩膝彎曲到腰部覺得舒服時就停止。

3. 腰椎和骨盤保持原狀，雙腳伸直。

膝蓋彎曲的角度小，而覺得腰部舒服的人，即表示腰椎上部不平衡。彎曲的角度愈大，則腰椎不平衡的位置就愈往下移。

以這樣的姿勢站立，則接近於理想腰椎的前彎。

因此，直立時覺得腰部負擔大或感覺疼痛，就必須先將膝蓋微微彎曲，直到腰部覺得舒服之後，再做頸椎的運動。

練習練功十八法的人，多半是年紀較大或身體健康不佳的人，因此在初習時，更該

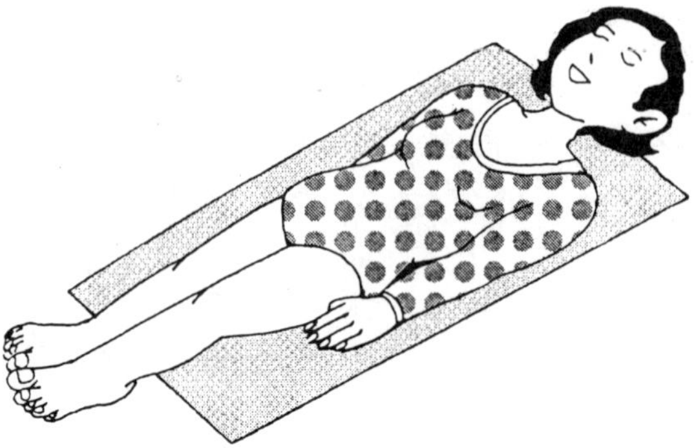

①仰臥。

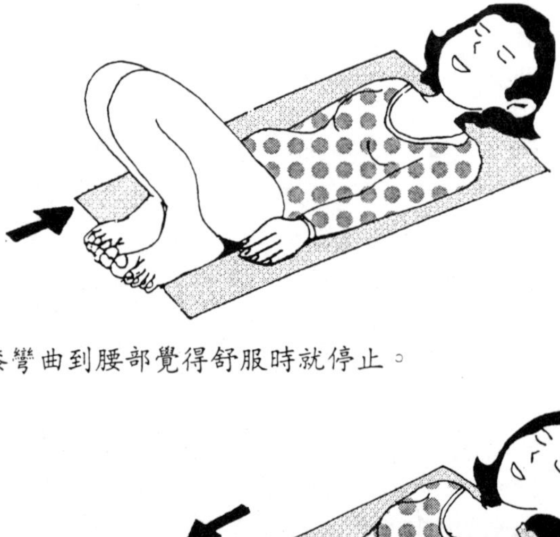

②兩膝彎曲到腰部覺得舒服時就停止。

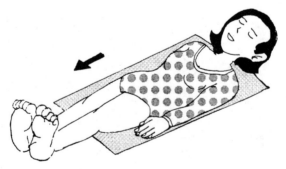

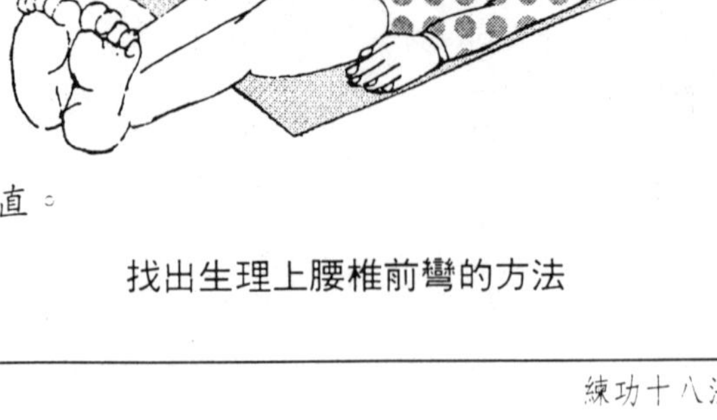

③兩腳伸直。

找出生理上腰椎前彎的方法

了解腰部的狀態和頸部的活動有密切關連。

身體的某一部位有不適感，如果你勉強活動肢體，即使是再好的體操，也達不到健康的目的，更可能產生反效果。

第1法：視界明晰、吸氣順暢

「頸項爭力」單從名稱上來看，容易令人以為主要是使頸部、肩部的肌肉有得氣感。事實上，依下列的方法練習，對矯正腰椎極為有效。

準備姿勢裡要求「雙手叉腰」，就限制了下部頸椎及上部胸椎的活動，使得頭、頸部關節及上部頸椎的活動變得靈活。

要矯正頭、頸部關節、上部腰椎等部位，在頭部向外轉時，須稍微向上斜看。同時，下顎稍微突出，可使得頭部的轉動較為舒服。練習之後，視界將變得明晰。

頸部共有七個頸椎，保持適度的前彎，才是正常的狀況。由構造來看，光是將頭轉到側面，的確不是件輕鬆容易的事。所以，有必要在向側方轉動時，整個脊椎也稍加活動，如此一來，身體自然就跟著轉動。若僅靠頸部活動將頭轉到側面，就要稍微向上或向下，這樣比較接近於頸椎自然的形狀。

頭部稍微轉向前上方。

頭部彷彿往上伸一般。

臉部下側彷彿有一杯子，由杯子前端將頭部彎下喝水。

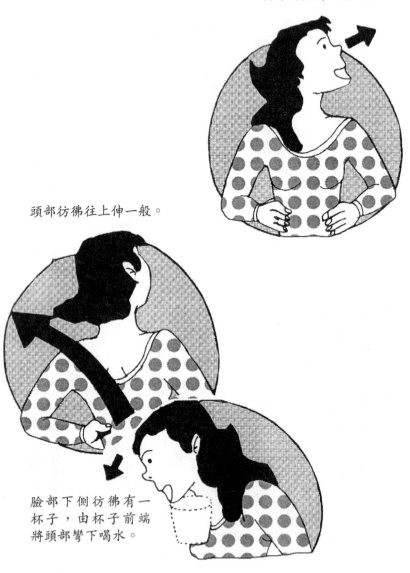

第1法

除頭部側彎之外，前後彎也是這個動作的要點之一。練習後的成效，除加強橫隔膜作用外，腹式的呼吸也變得順暢。

首先，維持腹部肌肉和腰部肌肉間的對抗，頸部向後彎時，頭部彷彿向上伸一般，配合著脊椎的伸直，將頭後仰到覺得舒服的部位。

頭部向前彎時，並不是讓下顎儘量的碰觸到胸骨的部位。正確的方式是，好比臉部下方擺一個杯子，頭部低下喝水般，如此頸椎會有拉長的感覺。自古以來，這個方法就被利用來止住打嗝。

這個動作主要是矯正頸部的中段部位，使第三、四、五的頸髓神經更為靈敏，同時增進它所支配的橫隔膜的功能。

第2法：使下部頸椎的活動靈活，呼氣順暢

第一法中將手放在腰部，很明顯的就限制了下部頸椎的活動。第二法的動作，將肩胛骨儘量拉近，使得下部頸椎的活動變得靈活。

肩胛骨的下側部位，大約相當於第七胸椎。因此，這個部位的活動受到限制時，下部頸椎，尤其第六頸椎的轉動則變得較為靈活。

頭部稍微前彎，頭部轉
向後下方。

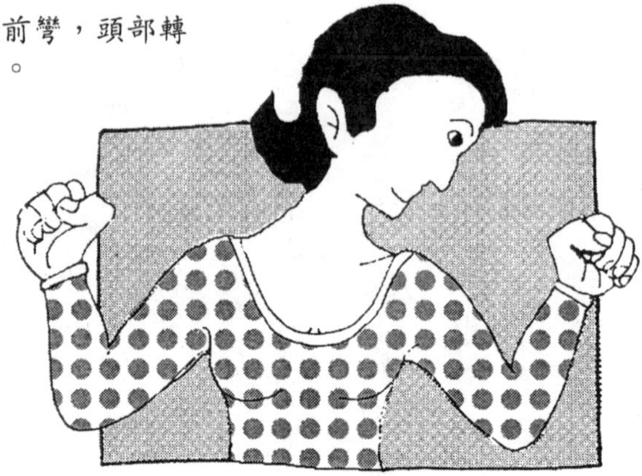

頭部將比中心線
略偏右或左。

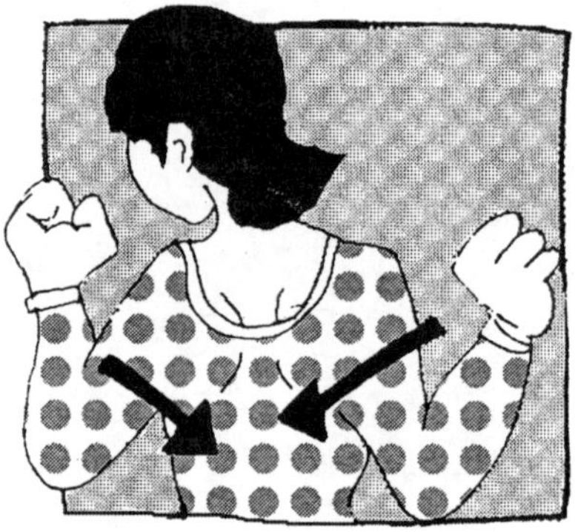

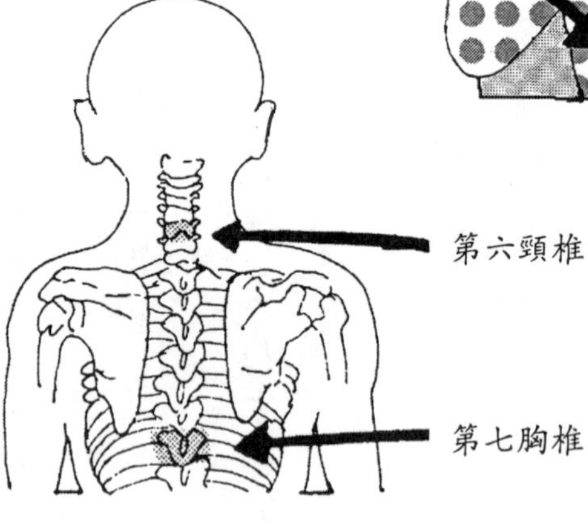

第2法

只要限制頸椎某一部位的活動，其它部位的轉動就輕而易舉。如果讀者學過「身體均整法」，就不難明瞭這個道理。

頭部左右轉動時，若想矯正下部頸椎的位置，並非轉向正側方，而是以下顎微突的姿勢，向後下方彎曲。此時頭部雖然會比中心線偏左或右，但這個姿勢比較接近頸椎自然的構造。

不僅是頸部如此，在所有自然的動作中，僅僅活動某一部位的動作是極為少見的。做體操時，過度強調某一部位的動作，而忽視整體的協調性，將會造成負面的影響。

尤其以頸部活動時，這樣的情形最為常見。練功十八法中除第一法之外，所有頸部的活動都是配合著手臂同時進行。

第一法的動作，除促進橫隔膜的活動旺盛外，尤有助於吸氣的順暢。第二法的動作，就只有改善呼氣的順暢。

第3法：消除頸部的緊張，頭部可稍向前彎

第三法的動作，如僅將重點放在頸部活動上，就變成頭部半迴轉的運動，與一般體操中的轉頭動作並無兩樣。此時僅轉動頭部，上肢並未同時跟著活動，頸部肌肉會顯得

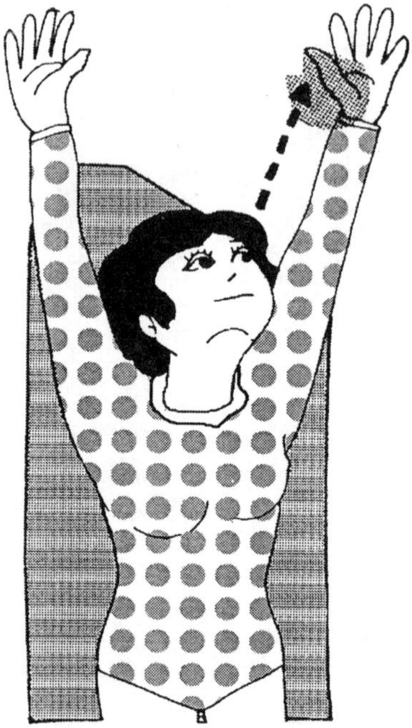

雙手向上伸直，眼睛注視手臂。

第3法

緊張，身體的某一部位也會受影響而覺得不舒服。

轉動要平穩進行，從準備姿勢開始，頸部稍向前彎，然後雙手向上伸直，眼睛直視著手部。

由於雙手向上伸直時，臉部朝向正面，上部頸椎可能會有些歪斜，所以眼睛只能單看一手。

尤其是臀部太翹的人，上部頸椎很容易失去平衡，因此要收腹，腰椎前彎就不會太大。

第4法：骶髂關節適度活動，促進頭部靈活轉動

第二法的動作，頭部由外側做迴轉運動。第四法的動作，是由中心向外側轉，再慢慢轉到下方，與第二法正相反。

基本篇裡的動作，雙手向上舉高時，眼睛直視手臂，二手臂分開後，眼睛則直視掌心。要附加說明的是，眼睛必須直視拇指球（穴道）而將手臂放下，此時拇指球附近的部位，都要保持拉直的狀態。

第三胸椎容易活動，頭部的轉動也跟著順暢，如果讀者學過經絡就能明瞭其中的道理。由於氣能順暢通過手臂的肺經，第六胸椎的活動也變得靈活。

這是由於頸椎本身無法獨立活動，自然會受到其它椎骨的影響。只要第六胸椎能靈活運轉，上部頸椎的活動，尤其是第二頸椎，就能跟著順暢。坐骨、髂骨（骶髂關節）間的關節連帶會有適度的活動，而使得頭部的轉動順利。

拇指球附近像被拉緊一般

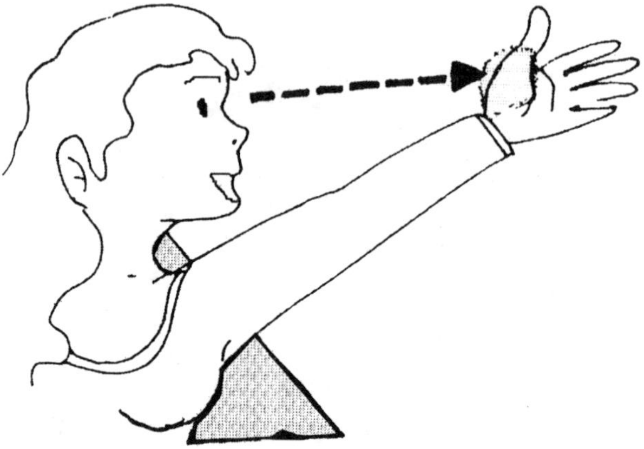

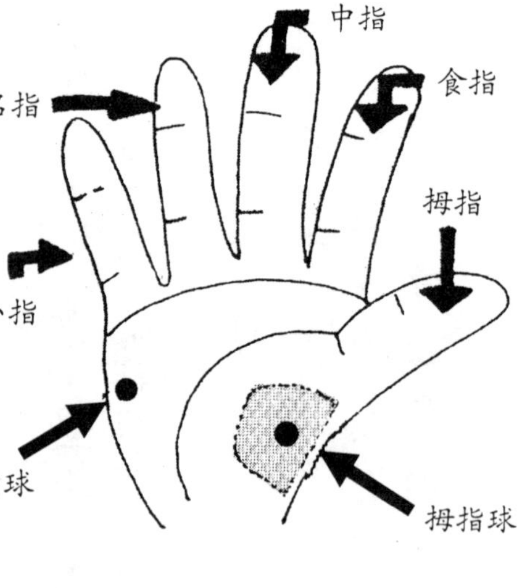

第4法

第5法：手臂無法舉起時，利用此法矯正

這個動作，以肩關節的轉動為主，治療的病症即「五十肩」。

手臂無法舉起，絕大多數是由於肩胛骨的活動受到限制。因此，手臂不易舉起時，不要勉強，應先設法讓肩胛骨的活動順暢。

肩胛骨的活動是向前方移動後再轉動，以脊椎為中心，一開一閉的交替進行。和這個動作關係最密切的就是第七頸椎，為使活動順暢，有必要安定連接兩側骨盆最上面部分（髂骨稜）的第四腰椎。

因此，腹部肚臍二側天樞穴道附近，及第四腰椎附近肌肉的緊張感就必須統一。也就是說腹部和腰部的肌肉要保持一定的抗衡，如此肩胛骨的活動就能順暢。

以下述的狀態開始練習，頸部微向前彎，第七頸椎（棘突起）彷彿突出般較為適宜。並非是自由式的划水動作，而是由肩部下方，眼睛注視著肘部的活動而轉動頭部。

當臉部朝向正面時，二手手背相對，注意手關節的高度不要超過鎖骨的位置。將肘部舉到與眉同高，肩胛骨就會往外旋轉。

雙手放下時，肘部的位置並未降低，肩胛骨儘量靠近脊椎，然後以手關節為中心轉

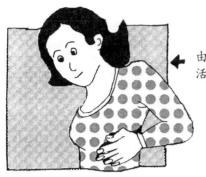

由肩部下方，眼睛直視肘部的活動，輕輕的轉動頭部。

手關節不可超過鎖骨的高度

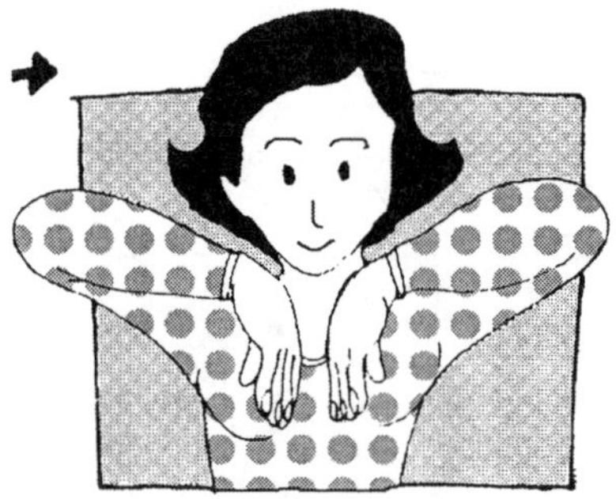

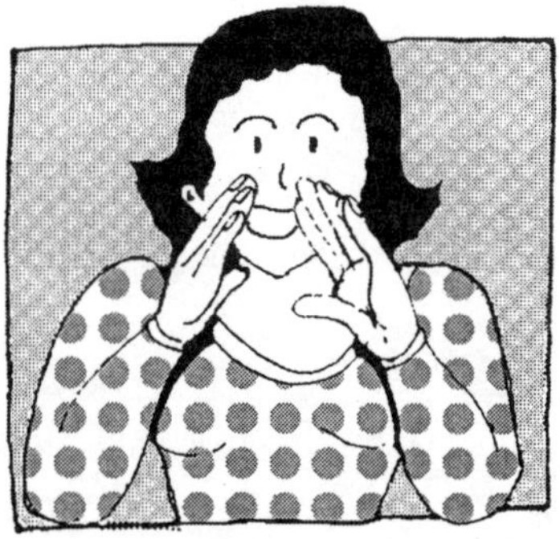

肩胛骨儘量靠近脊椎

手掌似乎往下壓般的將手臂放下

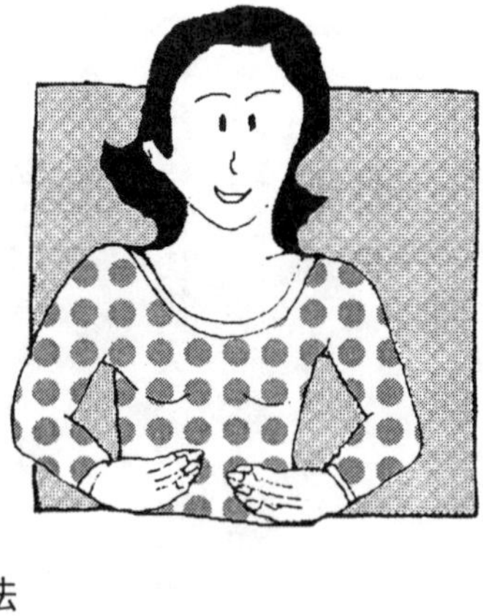

第5法

動，將手臂放下。此時，手掌位於臉部下方，掌心相對，並且似乎要往下壓。

第五法的動作，即是以肩胛骨的活動為主。配合手臂的動作，肩關節的活動才能順暢，而頸椎活動的幅度也較第三法擴大。

第6法：頭、肩疼痛者，彎曲膝蓋可減輕腰部的負擔

這個動作的頸椎活動雖與第三法類似，但幅度卻來得較大。單手擺在腰部，另一手儘量往上伸直，眼睛直視上方。當肘部完全伸直時，臉部朝上，上部頸椎就不會歪斜。

這個動作有助於肩胛骨的活動，但須特別注意，要保持腰椎正常的前彎。

頸部、肩部的動作如果順暢，疼痛或不舒服的感覺自然一掃而空。因此，不要過於拘限局部的活動，應注重全身的調和。尤其頸椎和腰椎的關係密切，從第一～第六法所有關於頸椎的活動，都必須先保持腰椎生理上的前彎。

頸部、肩部會疼痛的患者，可以稍微彎曲膝蓋來減輕腰部的負擔。或者將身體向前彎，採取這樣的姿勢效果會更好。

形是內側機能的表現，只要身體機能良好，必能擁有健康。所以，不論做任何運動，不應過於勉強，只要以自己覺得舒服的方式練習就會有好的成效。

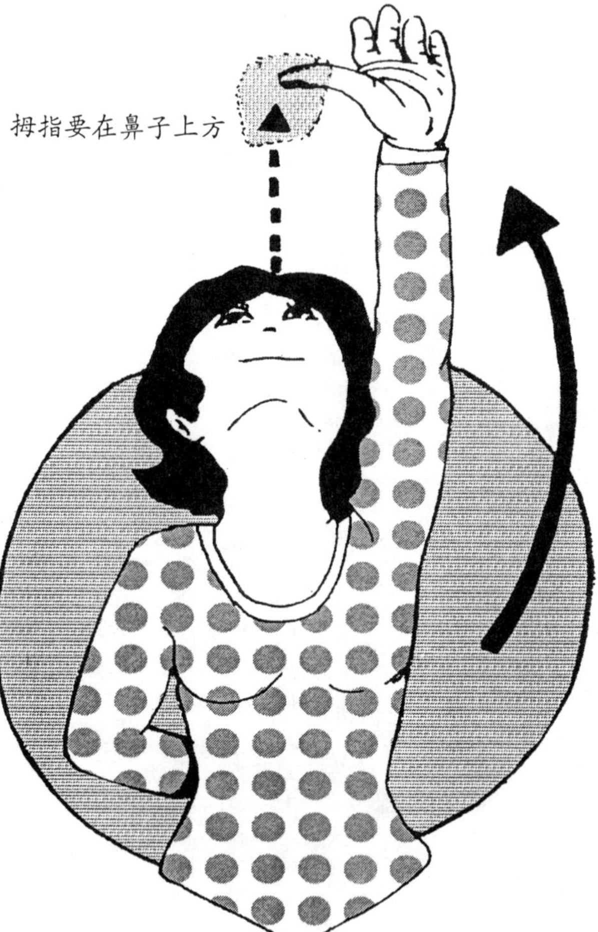

第6法

治療腰部和背部的疼痛

第二套的練功法，主要以改善腰部及背部的機能為目的。背部、腰部經常會引起疼痛，但卻不容易找出原因，所以，診斷的工作很困難。基礎篇中所提腰痛的原因，是根據中國的診斷法為基礎。練功十八法是依此原理所設計，若讀者能了解引起的原因，就明瞭勉強做這些動作是不合宜的。

但是，卻有許多患者忍受疼痛練習，以為如此能回復身體的健康，這真是大錯特錯。另外一種情形是，溫度拘泥於形式，要求動作完全正確，殊不知如此反易使症狀惡化。因此，腰部、背部疼痛的患者，須特別注意這一點。

第7法：臀部突出者，要收腹先矯正腰椎前彎後再練習

這個動作的主要功能是，脊椎往上拉直、身體側彎，矯正有關部位的肌肉和脊椎。腰椎前彎較一般人大的人（臀部突出者），練習時須特別收腹並矯正前彎的幅度。或者是稍微彎曲膝蓋，做側彎的動作。

理由很簡單，腰椎的前彎如果太大，前後的動作容易失去平衡，身體在此情形下做側彎，能力所聚集的方向，是斜方向的力量，會使得腰椎扭轉。因此在練習之前，必須減小腰椎的前彎。

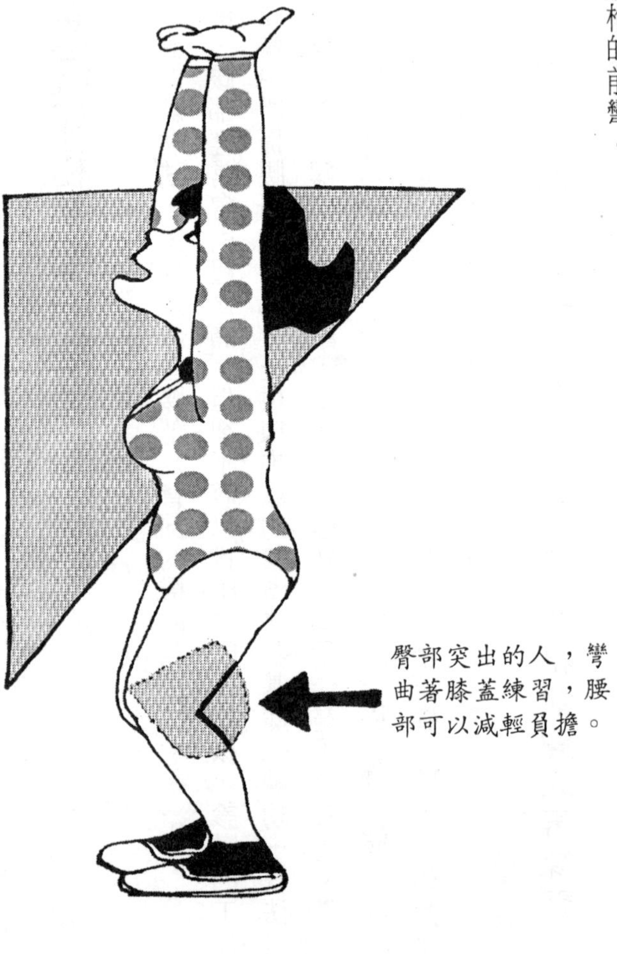
臀部突出的人，彎曲著膝蓋練習，腰部可以減輕負擔。

第7法

第8法：腰椎不適宜做旋轉的動作

這個動作的主要目的是，矯正腰椎並鍛鍊周圍的肌肉群。

腰椎前彎較大的人，若保持原狀轉動腰部，根據力學原理，下部腰椎的腰骶關節就會產生負擔。

腰椎共有五個，從形狀上看，就能了解不適合做旋轉的動作。因此要先矯正前彎，再做練習。

除收腹、矯正前彎的方法外，也可以彎曲膝蓋後，再做脊椎的旋轉。

這個動作以脊椎的旋轉運動為主，輔以手臂的運動。假如是以手臂運動為主，脊椎的活動自然就不順暢，練習時當然有困難。

這個動作乍看下，好像是腰部在轉動，事實上腰椎本身是不會旋轉的。身體上適合旋轉的椎骨是頸椎和胸椎，所以，須設法使它們能靈活轉動。

膝蓋彎曲，再慢慢轉動腰部。

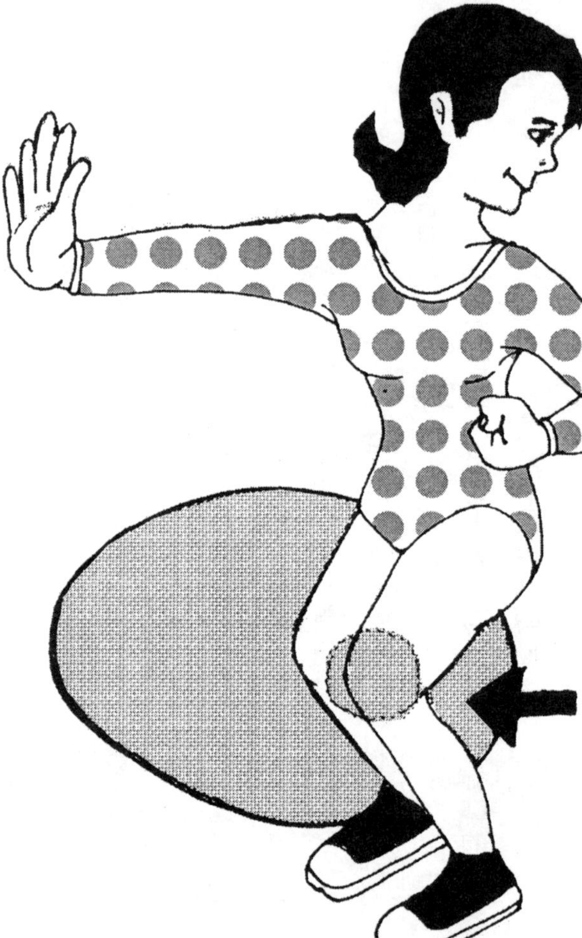

第 8 法

第9法：治療腰痛的患者

這個動作，是為治療腰痛的患者而設計的。患者兩手向上伸直，彷彿拿著棍子（鐵棒），由指導員轉動患者的腰部。

患者不能自己轉動，必須由指導員來做才有效果。嚴格的說，這個動作並不是腰部的轉動，而是以手來推動腰部。

手的位置不在骨盆（臀部），而是在腰部。拇指和食指的距離愈大愈好，緊貼在髂骨（髂骨棱）的最上端，這不僅可使腰部的肌肉變柔軟，連手所放置的部位的肌肉，都會變的柔軟。

患者自己不可轉動腰部，須由指導員用手來推動。

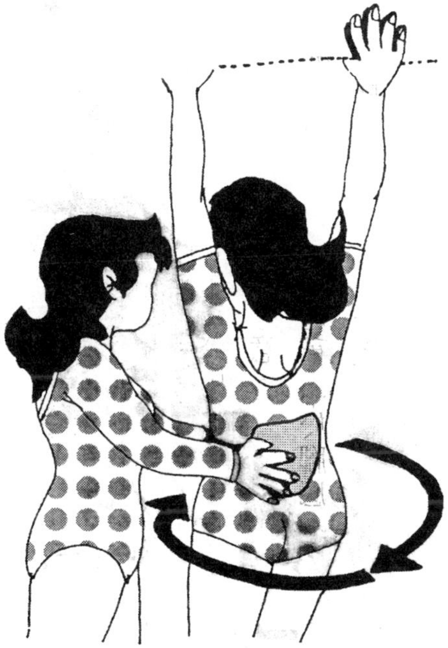

第9法

第10法：以整個腳底承受重量

這個動作，以改善腰部、背部的軟組織為目的。

為避免肌肉有異常的緊張，所以，身體前彎時很容易就將重心整個移到腳尖。導致下肢後面的肌肉產生不必要的緊張，且因反射作用，突然拉直的肌肉會急於收縮回來。

因此，下列幾點要特別注意。

身體挺直站立時，意識要集中於腳底，以整個腳底承受身體的重量。保持這種意識，慢慢將身體往前彎。稍一疏忽，身體的重心很容易就移到腳尖。重心放在腳後跟，身體較容易向下彎。

身體恢復直立時，意識則集中於背部的肌肉群和對抗的腹部肌肉。好比擠牙膏般的收縮腹肌再將身體挺直，如此腰部就不會有太大的負擔。正確的練習這個動作，能增強肌肉的機能。

從外表看，完全一樣的動作，只因注意到身體重心的問題，就使得身體的內彎突然變的自由。同樣的動作，如何能更輕鬆的做，這是最重要的關鍵。將適合自己肌肉活動的方式，做最有效的運用，下肢後面的肌肉就不會有緊張感。

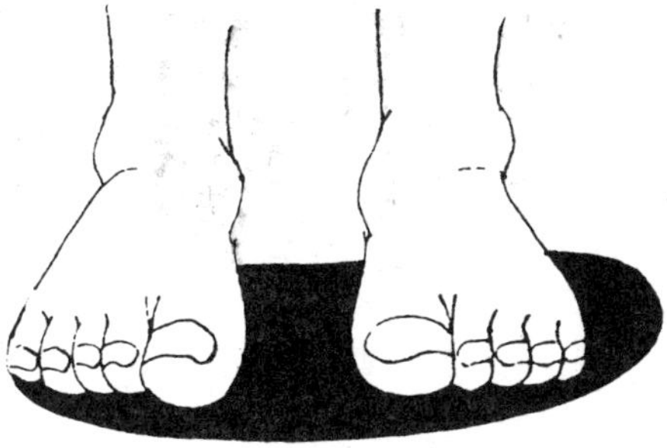

以整個腳底承受身體
的重量。

將重心放在腳後跟，
身體較容易下彎。

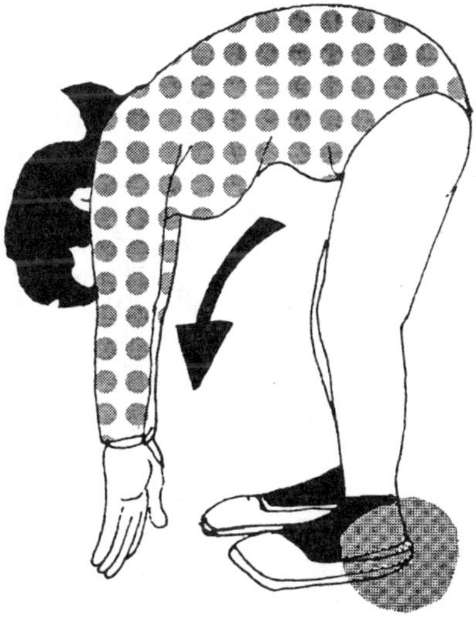

如同擠牙膏一般，收縮腹肌。

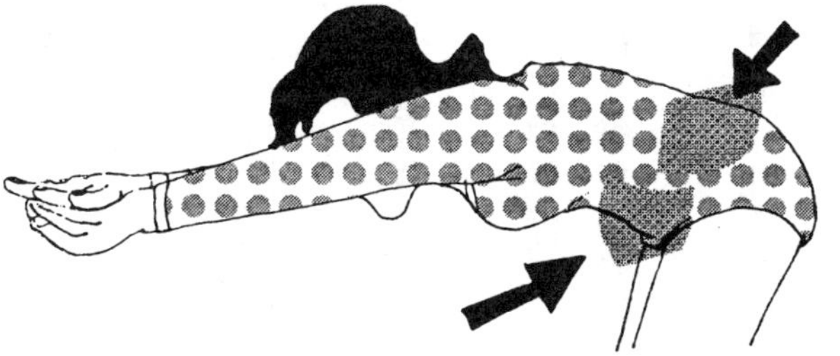

第10法

第11法：練習時腰骶部位不要有負擔

這個動作，主要以提升腰部、臀部、腳部肌肉及脊椎的旋轉機能為目的。

第十法中曾提過，做某些動作時，只要能將主要肌肉做最有效的應用，身體就不會有失常的現象。

第十一法的動作，就是使用平時很少使用到的肌肉，所以，效果特別好。但若做的不正確，身體的肌肉就會緊張。

尤其是腰椎前彎過大的人，如果勉強做基礎篇的動作，易引起下部腰椎和腰骶關節的歪斜，而導致腰骶關節的失常。

肩部或腰部之所以會酸痛，大多因骶骼關節的不平衡所引起。骶骼關節一旦失常，就會造成後頭骨異常的緊張，也會引起椎體外徑系的神經失去平衡。維持身體平衡的機能若減低，動作就不靈活，且失去安定性。

這一點在第十七、十八法時，會再度詳細說明。練習第十一法時，如果能將意識集中於腰骶關節，效果將大大的提高。

腰部酸痛或有不適感的人，不要勉強做。可先將上半身向前提，減輕腰骶部的負

腰部的骨

<前面>

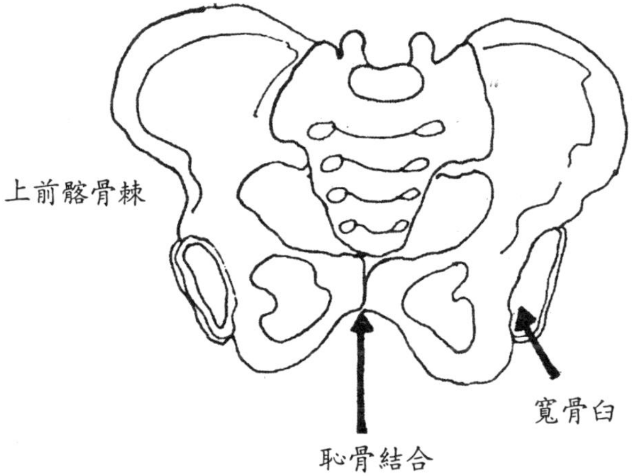

<後面>

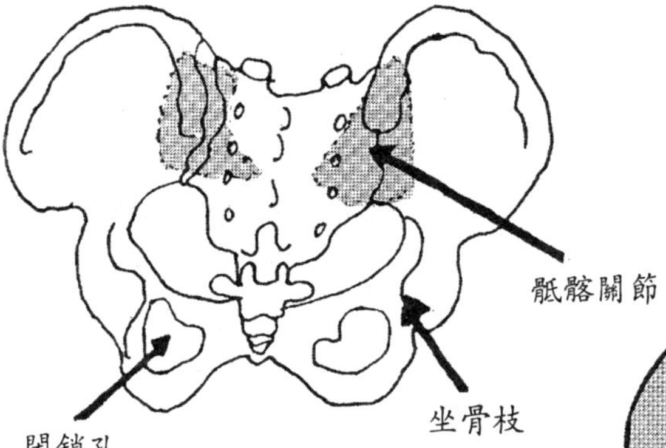

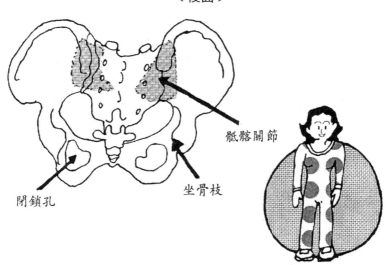

第11法

擔，練習以旋轉中胸部以上的動作，安全性比較高。

第12法：身體恢復直立時，頭部保持低位並收腹

這個動作，以提升背、腰和臀部、下肢後面肌肉及韌帶等柔軟組織的機能為目的。

第十法中曾說明過，預備姿勢時就必須將意識集中於整個腳底，身體直立並將重心放在腳底。保持這樣的意識，身體微微向前傾，身體後面的肌肉就不會有太大的負擔。

前彎的動作，一般人容易將重心移到前方，即腳尖的部位。以腳尖承受身體的重要，由於下肢後面肌肉的作用，會造成收縮的狀態。在這種情況下，身體若向前彎，就將收縮肌肉又拉直，形成矛盾的現象，使下肢後面的肌肉有疼痛感。

不僅這個動作如此，凡做前彎的動作時，以上各點都必須注意。

身體恢復直立時，腹部、腰部和背部的肌肉彼此抗衡，腰部的負擔就會減輕。

腰痛的患者，身體恢復直立時，應稍微將膝蓋彎曲，頭部保持低垂，一邊收腹，一邊慢慢站直，最後才將頭部抬起。

諸如此類身體前彎的動作，對於下肢後面會突出而前彎不易的人，做基本動作之前，可以先加上下列的動作，就很容易做好。

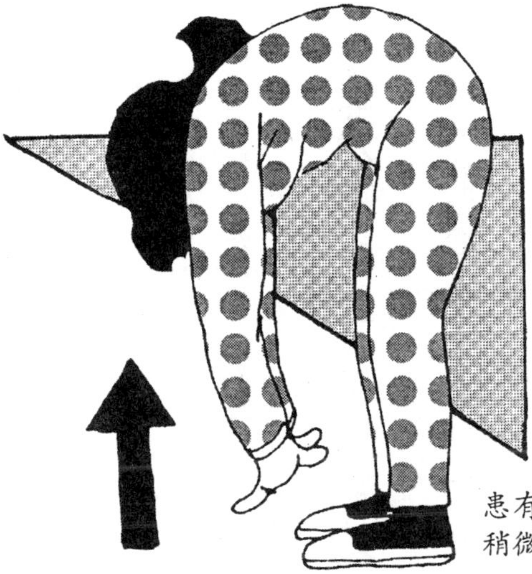

患有腰痛的人，可以
稍微將膝蓋彎曲。

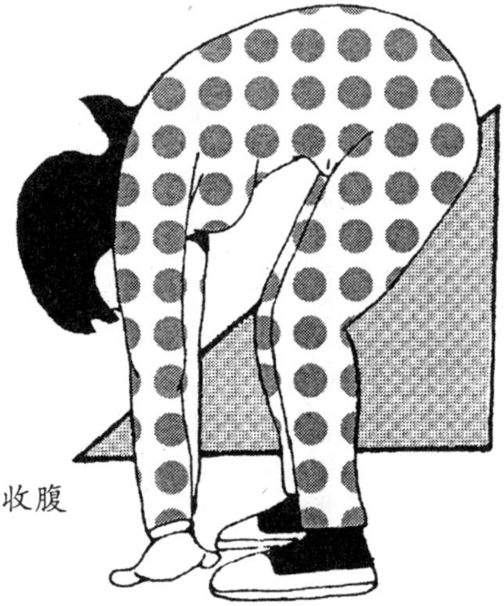

頭部保持下垂，一邊收腹
一邊站起來。

第12法

從預備姿勢開始，在不勉強的範圍內將身體向左旋轉，將上半身降低成為前彎的姿勢。如此，後面肌肉的緊張就會消除，使身體容易向下彎。至於它的原理，留待下一章再說明。

這不僅是第二套動作如此，對其它的動作也都適用。凡是不易做到的動作，不妨先跳過，只練習能使自己感覺舒服的動作。勉強的練習，反而有不良的影響。

提升臀部以及下肢的功能

第三套的練功法，主要以提升臀部及下肢的功能為目的。

臀部及下肢會有疼痛，大多是受腰部不平衡的影響。因此，感覺腰部負擔重或酸痛的人，做這組動作時不可太勉強。

無論是什麼情形，都必須維持腰椎生理上的彎曲。過於拘泥動作的標準形式，就可能引起腰椎前彎變大的現象。

第13法：儘量擴大運動範圍讓刺激達膝蓋兩側

這個動作乍看之下，似乎只是轉動著膝蓋，實際是重複做前後的彎曲和伸展。看似轉動，事實上卻是股關節和腳關節在運動。為擴大骨關節活動的範圍，就必須設法加強下部腰椎的活動，因此，臉部應該朝向正面。

這個動作的目的之一是，培養膝關節內外側韌帶的柔軟性，並且儘量擴大運動的範圍，使得刺激能達到膝蓋的兩側。

腳後跟如果提起，身體重心自然落在腳尖，小腿部的肌肉就會收縮，使膝部的運動受到限制。所以，重心應放在整個腳底。

如果膝蓋兩邊都覺得疼痛，可能是因前後動作失去平衡。若僅單邊疼痛，則多半是身體扭傷而引起。所以，必須先應用第四章的身體不平衡的修正方法，將身體回復平衡後再練習。

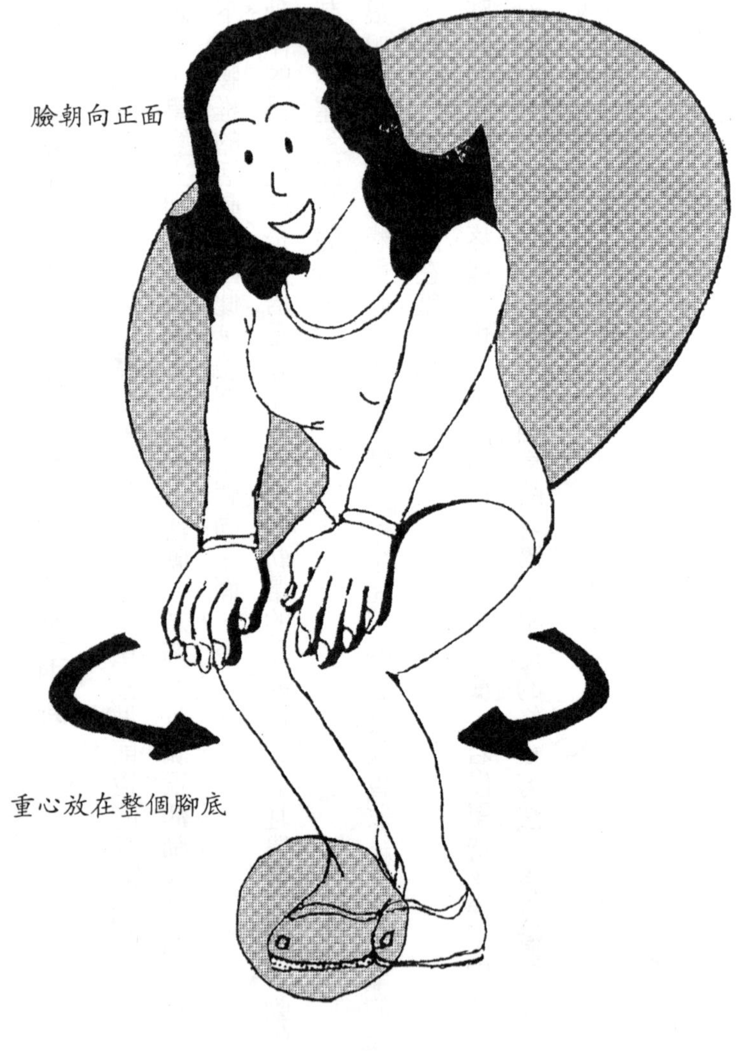

第13法

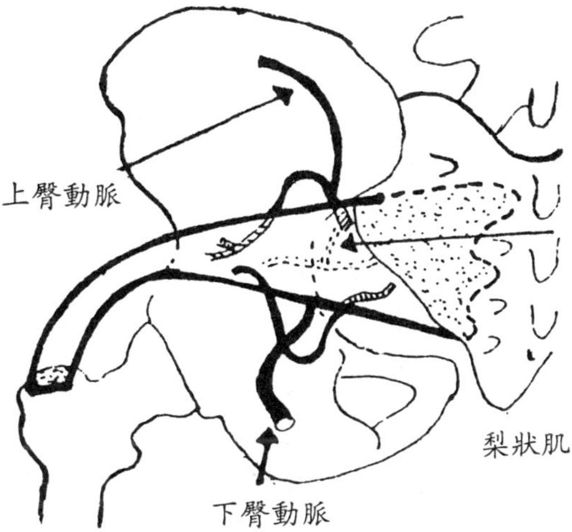

第 14 法

第14法：改善臀部的梨狀肌

這個動作最大的功能，就是改善位於臀部深層位置的梨狀肌。

梨狀肌，是指從坐骨前方到大腿骨大轉子的上端這一帶的肌肉。以站立時的位置來看，與大腿的外旋轉有密切的關係。

在這一區肌肉的上部（梨狀肌上孔），有上臀動靜脈和上臀神經，下部（梨狀肌下孔）則有下臀動靜脈、下臀神經、後大腿皮神經、坐骨神經（包括腓骨神經和脛骨神經）等等。在這一區裡，有許多與臀部和下肢機能有密切關係的血管、神經等分佈。

因此，梨狀肌的狀態不良，臀部和下肢的機能自然會降低。

這個動作除改善梨狀肌外，也能提升它周邊肌肉的機能。

梨狀肌或是位於它前後的上下雙子肌等，主要具有令大腿骨外旋的功能。機能一旦降低，由於收縮的作用，下肢就能夠外旋。

由於股關節的構造，在外旋側的下肢會產生假性延長，所以，看起來似乎比較長。身體直立時，這一側的骨盆有向上升的傾向。

下肢的外旋，不僅是臀部的肌肉，且對下肢帶背側的肌肉（大腰肌、髂骨肌）影響也很大。第十四法的動作，就能有效的改善這些肌肉。

這個動作，主要就是重複下肢的內旋和外旋，以提升與下肢運動有深切關係的肌肉群的機能。在準備姿勢時，兩腳一定要平行，否則腳尖容易變成八字形，就得不到效果。

所以，練習時單邊膝蓋成仆步，身體向外轉約四十五度，另一腳則伸直。身體轉動時，並非是扭轉腰椎和胸椎，而是由股關節和骨盆這一側轉動。此時，膝蓋彎曲這一側的身體，彷彿向內側突出，須注意膝蓋不可搖晃亂動。

第15法：加强下肢後面的伸屈功能

這個動作主要目的是，加強臀部肌肉及下肢後肌群的伸屈功能。

在練習第十五法之前，先以第十四法改善梨狀肌周邊的肌肉，坐骨神經就能順利活動。

臉部朝向前方，收腹挺胸，更能提升下肢後肌群的伸展功能。

第16法：動作不順即是功能降低的信號

這個動作，大部分是鍛鍊日常生活中較少用到的肌肉，因此，對初學者而言，是比較難以做好的動作。臀部容易向外突出，腰椎的前彎會變大。單手擺放在膝蓋，另一手則向上伸直，因此，身體容易向外扭轉，都可能引起腰椎下部、腰骶關節的不正常。所以，練習時要收腹，矯正腰椎前彎，骨盆要立起來（臀部不可向外突出），以最舒服的狀態進行。

身體的功能良好，表現於外的形自然正常，所以，不必勉強就能做出正確的動作。

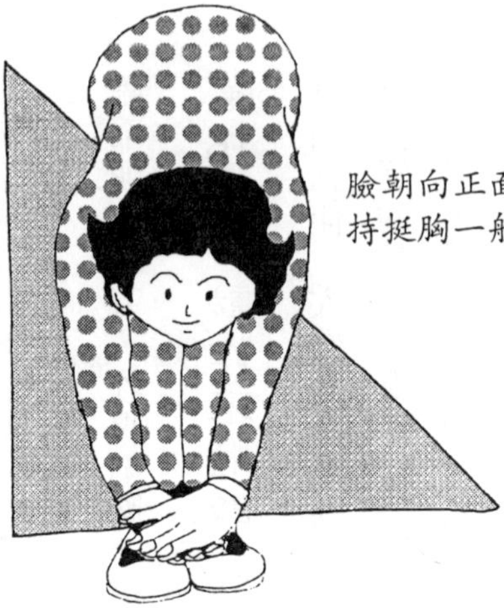
臉朝向正面，收腹，保
持挺胸一般的感覺。

第 15 法

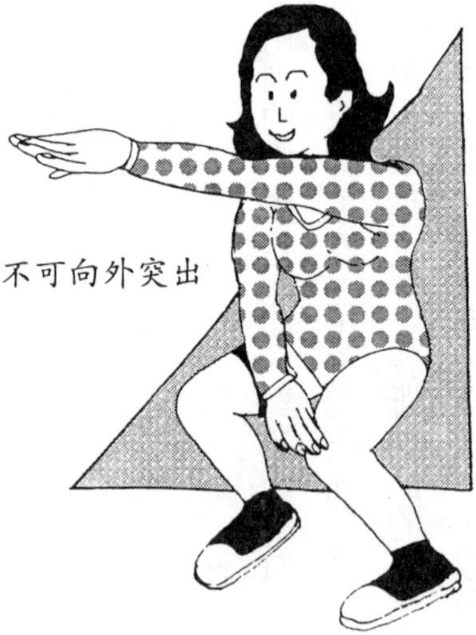
臀部不可向外突出

第 16 法

坐骼關節如果歪斜，同側的後頭部只要一壓就會疼痛。

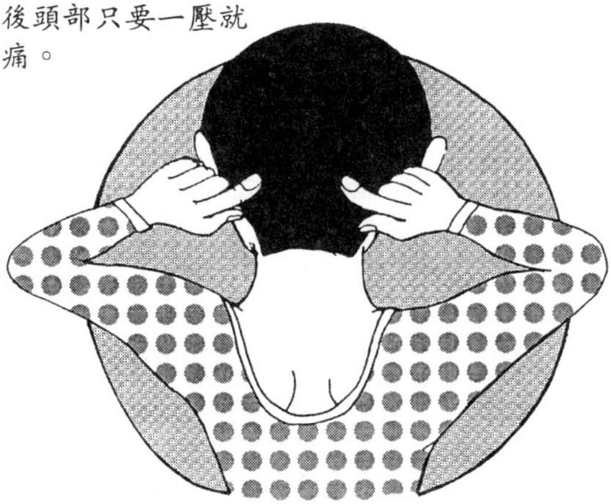

第17法

第17法：單腳站立不穩是坐骼關節異常的信號

這個動作的目的之一，是提升身體的平衡能力。身體平衡感不佳，當手抱住膝蓋貼緊胸前時，另一腳就會搖晃不穩。主要的原因，大多是坐骨及骼骨間的關節（坐骼關節）歪斜所引起。此時，後頭部必定緊張而失去平衡，只要一壓就會疼痛。由於與平衡感有密切關係的錐體外徑系的神經系統、小腦等功能降低，而產生不安定狀態。

想要重新取得身體的平衡，就必須先矯正坐骼關節的異常。

回想一下第十一法，曾經提過練習這個動作時，如果勉強，就會導致坐骼關節的歪斜。

既然有可能發生歪斜的現象，就具有矯正

的功能。因此，在練習第十七法前，先利用第十一法矯正的功能來矯正坐骼關節。矯正的方法，就是給予它刺激。

因此，在第十一法預備姿勢時，將原本平行的雙腳，略成外八字形。單腳的膝蓋節彎曲，則依照原來的基本動作。

此時，如果上半身挺得太直，腰椎前彎就會變得過大。因此，練習時除收腹外，上半身也應微微向前傾。

第十一法做一～二次之後，練習第十七法時就不會站不穩了。

無論那一個動作，不容易做好必定有它的原因。遇到困難時，不需要勉強練習，可以先做其它簡單的動作。

第18法：平衡地轉換身體重心

第十八法「雄闘漫步」，主要以協調下肢肌肉的活動為目的。

換言之，就是平衡重心的轉移。

身體重心的轉移不平衡，這個動作就無法做的順利。「雄闘漫步」這四個字的意義，就是挺胸往前走。練習這個動作時，如果坐骼關節歪斜，骨盆也就跟著搖晃，走起

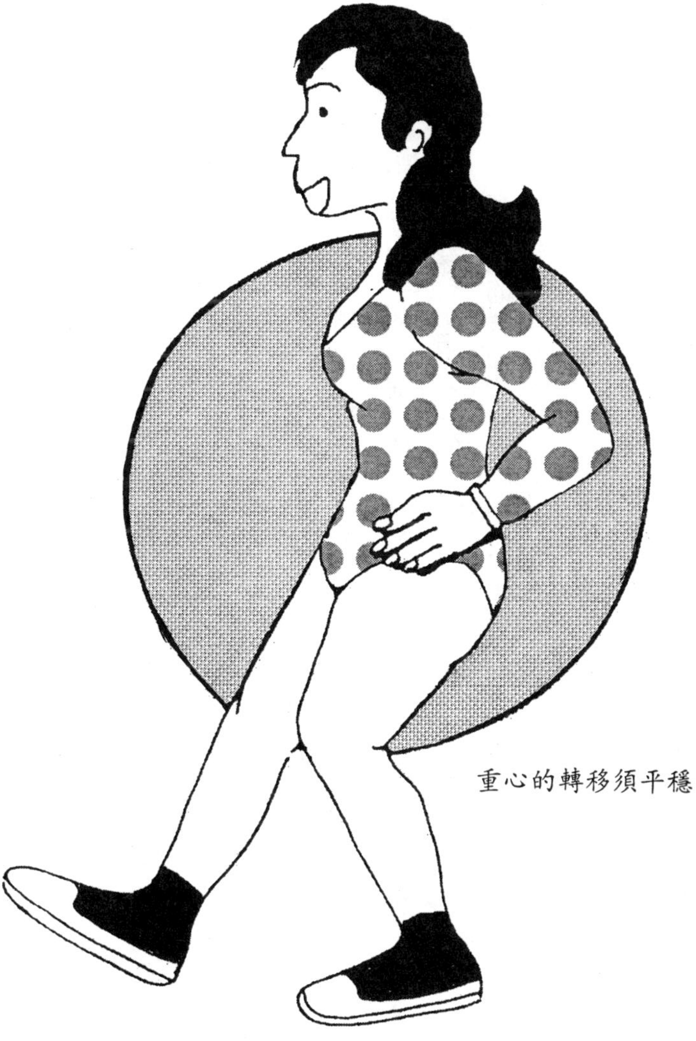

第18法

路來會像鴨子一般，臀部搖擺不定。

坐骼關節一旦有歪斜現象，就會導致後頭部不均衡的緊張。因此，發現肌肉運動協調的錐體外徑系，找出肌肉運動不足或過量的現象，送出指令到各部肌肉並自動控制肌肉中樞等任務的小腦，功能立刻降低而無法由意識來控制自己的活動。所以，練習「雄關漫步」時，就會有所阻礙。

依解剖學家的看法，坐骼關節是不能活動的。但是，從體操、瑜伽的指導現象，及治療頭、肩、腰部疼痛的實際例子，調整坐骼關節後往往有很好的效果。

因此，所有關於平衡感的動作，都可利用坐骼關節的調整來矯正。

基本篇裡所介紹的動作，如果能做的順暢且正確，就可證明身心機能一切正常。為達到更高的效果，有恆的練習是不可缺的。

想達到標準是需要很大的毅力和耐心，對於初學者而言，不必過於拘泥形式，只要身體機能逐漸回復正常或提升之後，所有的基本動作自然能做的順利。練功十八法所包括的三套動作，所有的要點均已一一解說過，希望經由不斷的練習使你的身體更加健康。

讀者不妨參考第三章的應用法，多少可以提高練功十八法的效果。

第四章

身體不平衡的修正方法

受人忽視的簡易健康法

二十一世紀以來，交通、傳播事業的發達，令人有「天涯若比鄰」的感覺。只要輕輕一按電視或翻開報紙，即使不出家門一步，也能立刻知曉世界各地所發生的事。而搶劫、凶殺、暴力事件層出不窮，經濟不景氣也令人憂心忡忡，在這瞬息萬變的工商社會，想靜下來過日子，似乎已不太可能。

人類邁入資訊的時代，固然為我們帶來許多的便利，但是，面對這緊張忙碌的社會，每個人都像是上緊發條的機器人，永遠有忙不完的事，永遠得保持一顆與人競爭的心。

如果你光是閱讀本書，沒有配合身體力行，那對你來說，只不過是一種資訊而已。因此，希望每一位讀者都能實際的練習。

從「知道」到「了解」是需要一段時間，有恆且專心的練習，是縮短這段時間的唯一方法。

無論從事任何事，只要想達到目標，就要牢記「切莫急、切莫慌、切莫太勉強，抱持恆心步步向目標邁進，即是成功的最佳捷徑」。但是很遺憾的，能夠擁有恆心的人實在太少了！大多數的人凡事皆講求效率，學習時也強調速成的技巧，想要將千日減半就學會。

這一章要介紹的是，在短時間內改善身體健康的方法。千萬別操之過急，一邊閱讀本書一邊實際練習，在極短的時間內就會有驚人的效果。

在你做以下所介紹的實驗之前，必須將腦中所有關於身體運動方面的「常識」完全丟棄。至於實驗的結果，不要用腦筋去想和推論，而應親身嘗試，這是最重要的。

在知識爆炸的今天，想要知道促進健康的體操法及基本的醫學常識並不困難。但是，這些方法是否有效，只有靠自己去判斷。

一般人對媒體的報導與書籍，幾乎都是百分之百的確信無疑。如果，這只是些無關緊要的事倒也罷了，但若是關於健康方面，當你吸收這些錯誤的常識，將會產生什麼樣的可怕後果？古云：「盡信書不如無書」，的確有它的道理。對別人有效的方法，並不一定適用於自己，大部分的人都不了解這一點。

如何發現錯誤的健康常識？這一章就是要教給你這個技巧。你只要依照順序，從頭至尾以自己的身體做實驗，重新認識新的身體運動法則。

生活在文明社會裡，比起幾千年前在山林中生活，人類的感覺器官已退化許多，唯一誠實的就是我們的身體。只要機能有任何的異常，身體立刻會覺得不舒服。這種靈敏的感覺，就是疾病顯示的信號。但是，如果僅僅在腦中推斷「可能是感冒了」「大概是……」，對於治療本身是毫無助益的。經過自己身體的體驗，慢慢地你就了解到，許多深信不疑的健康法是錯誤的。不要用頭腦去推論，應重視實驗的實際結果。

希望讀者能丟棄所有錯誤的「常識」，重新學習新的運動法則。

身體柔軟代表健康嗎？

當我們提到健康時，許多人可能會以體力測驗的成績做為判定的標準，「身體的柔軟度」即屬於測驗中的一項。如果身體向前彎時，手指無法碰觸到地，你可能就會聽到：「依照你的年齡來看，身體過於僵硬」。

事實上，手指碰不到地面而身體健康的人多不勝數。相反地，手能碰到地面，卻患有腰痛、肩部酸痛的也不少。因此，身體柔軟就代表健康，根本是荒謬無根據的理論。

身體不容易彎下，只能說有阻止你向前彎的力量存在。阻力一旦存在，仍硬要與它對抗的向下彎，這是很不智的做法。

請看以下的實驗——

《實驗一》

①首先，兩腳以適度的距離（自己感覺最舒服的寬度）分開站立。

②肩部放鬆，手臂自然向前垂下，身體緩慢向前彎曲。

手指能不能摸到地面，並不重要，不必勉強向下彎。這個動作主要目的，只是為了解自己身體的狀態。

做這個實驗時，由於受主觀意識的影響，認為手必須碰到地面才夠標準，所以，就會勉強地向下彎。因此再提醒讀者，以後所做的實驗，都必須將所有的「常識」丟棄後再開始。所有的實驗，只為了「明瞭自己身體狀態」這一個目的。至於能往下彎到什麼程度，自己要記在心中，或以手指頭和地面間的距離做為測定的標準。同時，記住背部的緊張度和下肢內側的疼痛程度，這些都是實驗的目的。

③慢慢的回復到①的姿勢。

以上的前彎動作，就是做為了解自己身體狀態的小小試驗。

①雙腳分開站立

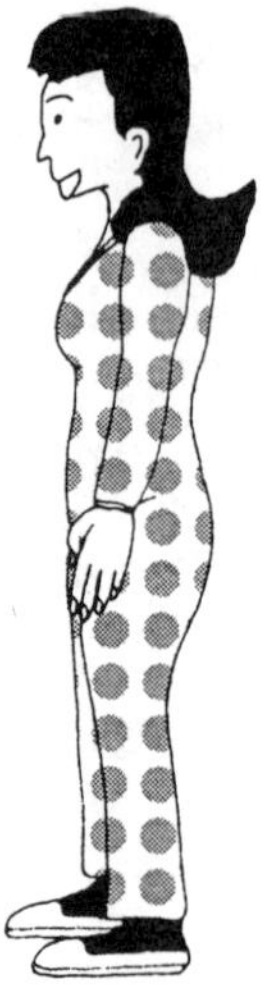

②手部放鬆，自然向前垂下，
身體慢慢往前彎曲。

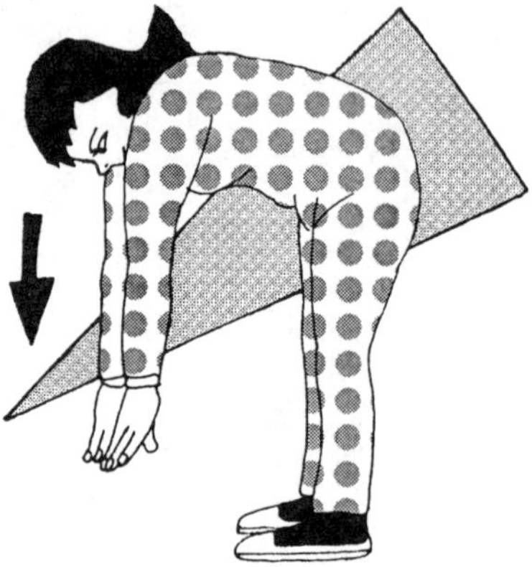

③身體能夠彎到什麼程
度，要記在心中。最
後恢復直立。

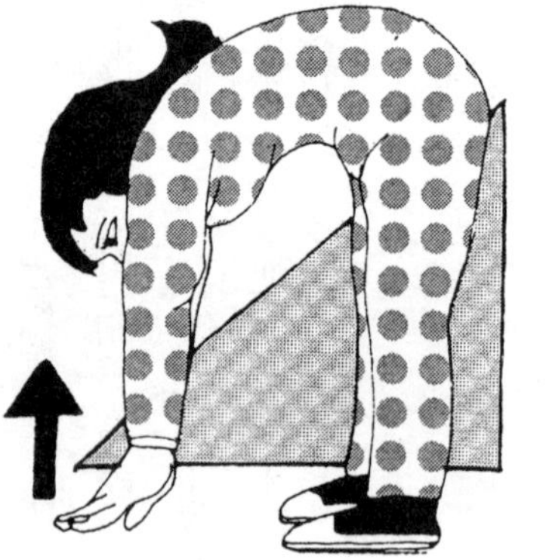

④用手撥除不易下
彎部位的空氣。

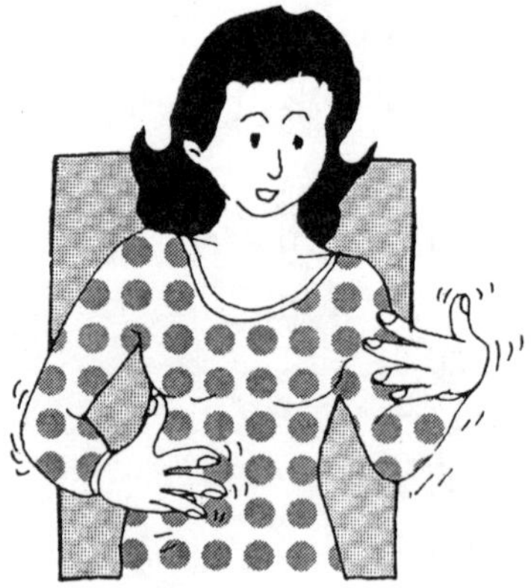

實驗一

④繼續前面的實驗。確定身體不容易彎下的部位，將距離此部位約十公分處的空氣，用雙手撥除，或請別人代勞也可，但是，手部必須直接碰觸到身體。

⑤重複①②的動作。並與第一次做前彎時的狀態比較。

結果如何呢？手指是不是比較容易摸到地面，下肢內側及背部的緊張感有沒有改善。

有些人凡事喜歡動腦推論，因此，會認為「第二次再做當然比第一次容易」。這裡先把這種想法擺到一邊，你就不得不承認——

「這只是單純的原因，人的身體如果將相反那一側的空氣趕開，就容易往下彎。」

《實驗一》②的動作，手指已經能摸到地面的人就進行下一個實驗。

《實驗二》

①與實驗一相同，兩腳分開站立。

②身體向後仰。

此時，膝蓋不可彎曲，能看到後方哪些景象、腹部的緊張度、腰痛，大腿前有拉緊等情況，要一一記在心中，以便做為比較。

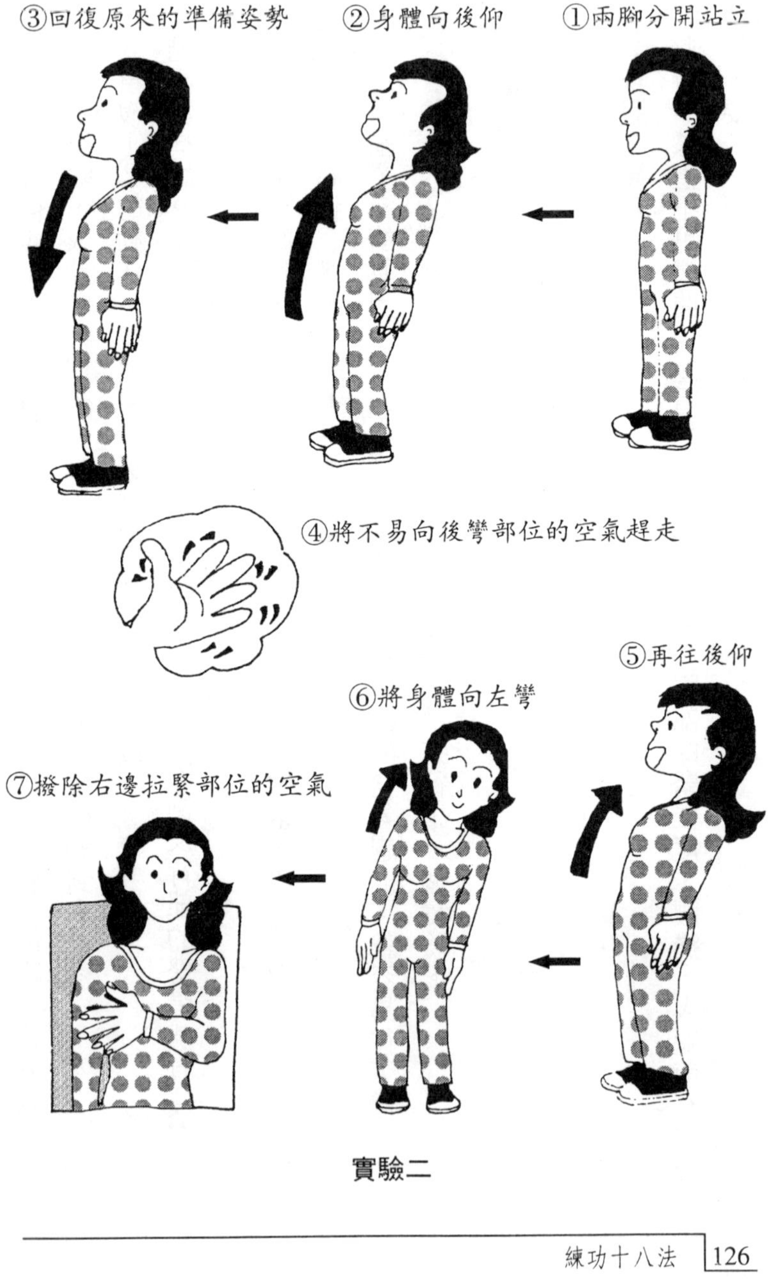
①兩腳分開站立
②身體向後仰
③回復原來的準備姿勢
④將不易向後彎部位的空氣趕走
⑤再往後仰
⑥將身體向左彎
⑦撥除右邊拉緊部位的空氣

實驗二

③回復①的姿勢。

④這一步驟請參考《實驗一》中④的動作，將不易彎曲部位的空氣撥除。

⑤回復①的姿勢，再重複做②。

結果如何呢？後面的景象是不是比前一次看得多？大腿前的拉緊程度似乎已經減小，腰部也變得輕鬆，這真是奇妙極了！

不要想著過去實驗的結果，以腦中的想像做一個結論，心中只需要想著，往後仰不易彎曲，則「將身體前的空氣趕走即可」。

⑥現在將身體向左彎曲，記住此時身體的狀態，然後回到①。

⑦用④的方法，將右邊拉緊部位附近的空氣趕走。

結果是不是比較容易向左彎曲？

現在讀者一定可以推論「身體向右彎時，如果不容易，只要將左側的空氣趕走即可。」也就是說，身體想彎向那一邊，只須將反方向的空氣趕走，就能輕鬆的往下彎。

當然，如果手能直接碰觸身體，即給予刺激（太緊的部位），而不是僅僅撥除附近的空氣，效果會更好。手直接碰到身體，相當於施予輕度的按摩，可以緩和肌肉的緊張。

《實驗三》

另外找一個人做試驗。

①被試驗者，按前述做①至④的動作。手指碰觸到地面並非主要的目的，以很輕鬆的做為原則。

②重複《實驗一》的①至④，了解自己前彎的身體狀態。在心中想像，以感覺有拉緊部位為中心，將後面所有的空氣撥除。

③重複《實驗一》的①至③，仔細觀察被試驗者的身體狀態有何變化？是不是和以手實際撥除空氣，具有相同的效果？

撥除空氣時肩部會變的輕鬆

由前面的實驗，我們可以知道身體在做某些運動時，一定會在某一部位，產生阻力限制它，使得身體不容易活動。

一般人都有一個錯誤的概念，不容易做到的動作，只要不斷勉強的練習，就能消除

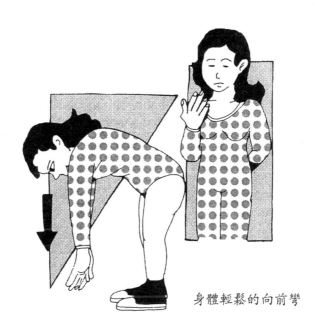

身體輕鬆的向前彎

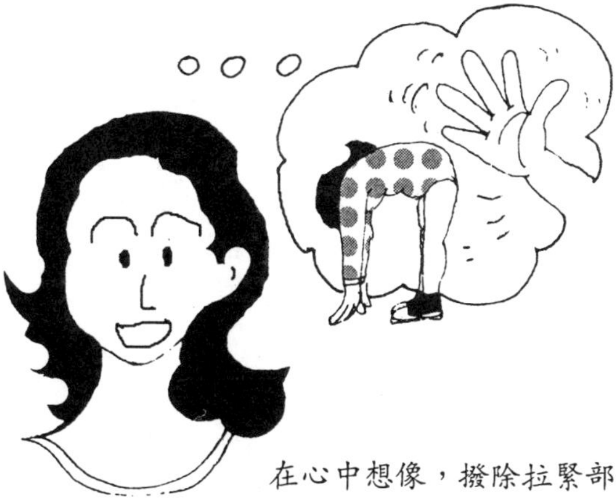

在心中想像，撥除拉緊部位的空氣。

實驗三

阻力，使不可能變為可能。這種「苦練」的方法，雖然可以達到目標，卻大大的損害了健康。

尤其是近年來，運動風氣極盛，瑜伽、有氧舞蹈等紛紛掀起一股流行的熱潮。過去從來沒有或很少做健身操的人，也一窩蜂地跟著學習。開始練習時，身體似乎感覺到比以前輕鬆，但是，逐漸地健康就一日一日的耗損了。患有腰痛、膝痛的人，如果勉強做些不合適的動作，內臟可能會因此而受損，甚至整個身體的機能都會降低，這一點絕對不可忽視。為了避免以上的情形，有必要修正以往錯誤的觀念。

繼續下面的實驗。

《實驗四》

①兩腳適度的張開，挺直站立。感覺此時自己的身體狀態。

②肩部做上下活動。

仔細留意的話，一定可以發現有一邊的肩部感覺較重而不易活動。對患有肩部酸痛的人，馬上就能發現左右不平衡。即使是健康的人，也可以感覺左右肩的活動有差異。

③將感覺比較重的一邊的肩部（即不容易活動的），從頭到腳將空氣撥除。如果不

①雙腳分開站立，重心集中於腳底。

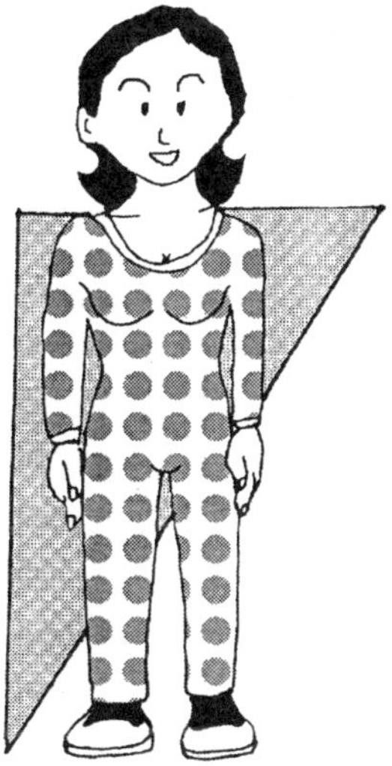

②肩部上下活動

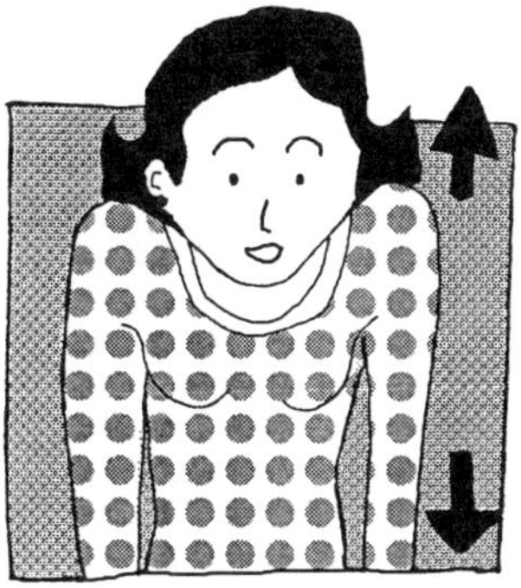

③不容易活動那側的空氣要撥除

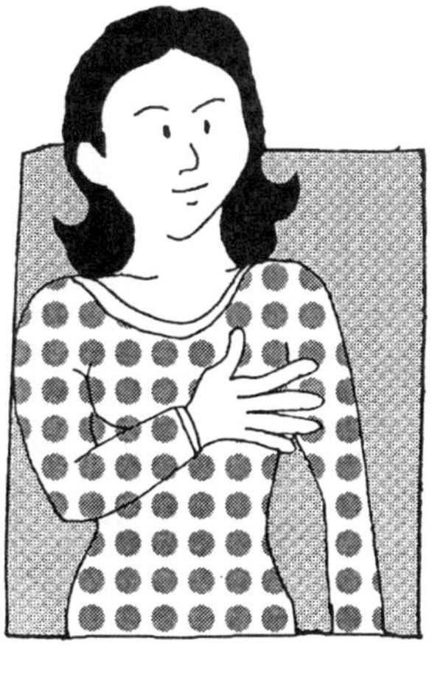

④重新做肩部運動

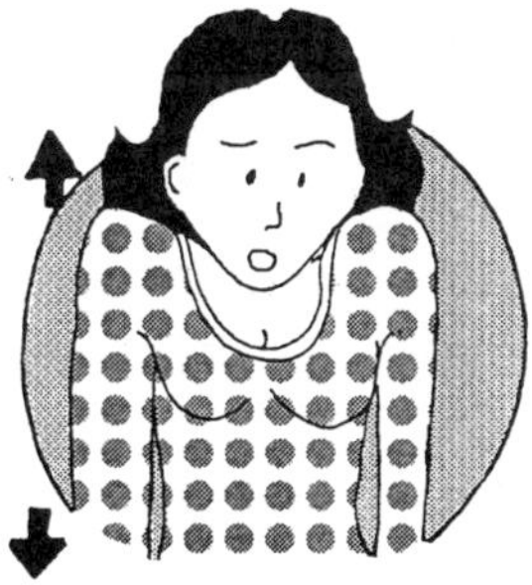

實驗四

覺得左右肩有差異，則任選其中一邊。

④回復原來直立的姿勢，肩部再做上下活動。

結果如何呢？是不是覺得原本不易活動的肩部，變得比較輕鬆了。並不需要直接以手去碰觸身體，只要將感覺較重的肩部那一側的空氣撥除即可。習慣之後，就改用前面的想像方式。

這究竟是什麼原理呢？有些令人想不透其中的奧妙。有人認為，這個方法很類似暗示法。但是，被試驗者保持原狀，而由旁人代為撥除也具有相同的效果，可見這並不是暗示法。

前面一再強調，不要用你原有的「常識」去推論，而要用身體去試驗。在這凡事講求科學證據的時代，受過高等教育的人，對這個現象仍然喜歡以科學的角度來加以解釋。

雖然科學已經十分的昌明，但自然界中仍有許多神祕的現象無法以科學來解釋。即使有一位先知找出答案，我們對他的解說也會抱著懷疑的態度——「真的是如此嗎」？實際上根本一無所知，卻也自以為了解，這種錯覺會引導我們走入層層迷宮。因拘泥於錯誤的想法中，反而找不出真正的原因。

不充足的科學知識會導致錯誤的判斷

凡是人類尚無法完全理解的事，就不必費時去思索。既然從身體上的反應已能證實存在的現象，就由不得你去否認，即使你不知道原因。但對具有科學精神的人，如此就加以肯定是令其難以口服心服。所以，現在就改用一般人能理解的「氣」，以這個概念來加以說明。「氣」是什麼？這個抽象的物質，也許不久科學家能更進一步的解說。

以「氣」來解說身體的現象，至今已有幾千年的歷史。在尚未進入科學時代之前，人們就知道以「氣」的概念來說明宇宙的運行。人的身體的確很奧妙，即使在醫學如此進步的今天，仍然有許多現象是超乎人類所能理解的範圍。

例如，由剛才的實驗所得到的結果；原本不易彎曲的身體，卻憑著「想像」即能產生變化。這種奇妙的現象，現今的醫學就無法加以解釋。若要得到更高的效果，就必須了解由「氣」所衍生出的「陰陽五行論」的世界觀。關於這方面的書籍已有許多，在此就不再贅述。

以非科學的方式來解說，並不是就表示不足以採信，而只是另一種研究的方法。但是，有一點你絕對無法否認，即使是採用各種不同的方式，最後卻得到相同的答案，這就是真理。

非科學並不一定是不科學，現代科學所不能解釋的現象，事實上仍是存在的。所有存在的現象，只不過用我們所知有限的腦筋去思索，就會產生科學或非科學的差別。有些人過於相信科學，因而不願承認「事實」。自己或別人的身體所產生的現象，你都應該完全的相信。如果讀者能真正學會本書所提倡的方法，生活必定更快樂舒適。

回想一下最初的實驗結果。

身體向前彎時，就有了限制它活動的阻力，所以，會覺得疼痛、緊張。

身體無法輕鬆的下彎，是因阻力限制它的活動（以現代的說法，即有某種能量存在。換成剛才的「氣」來說明，則是一種阻力的「氣」）。你硬要與它對抗，自然就會產生阻力。

阻力在身體內會誠實的顯示出來，於是下肢後面會感覺疼痛且肌肉有拉緊的現象，這等於是一種警告。警報器一響，即表示做的太勉強了。如果你忽視身體所發出的告誡，將會嚴重損害健康。

第四個實驗，肩部上下的活動，撥除空氣的方式與最初的實驗相同。將活動不易那一側的空氣撥開，實際上就是把阻力的「氣」趕走。

關於「氣」的解釋眾說紛云，即使你閱讀許多這方面的書，也得不到一個統一的概念。「氣」是無法由器官來察覺，它是抽象的，完全只能靠感覺來體會。「氣」的存在，也就是「氣」的表現，正是我們要認識的世界。

這就好比佛教所云「色即是空、空即是色」，類似這種「空」的哲理。「色」的表現，即是引起我們眼前所有的各種現象的根源，亦即「能量的根源」。這種神祕的自然現象，並非靠有限的知識所能了解的。「氣」也是無法以實際的言語來表達，因而有些人覺得「好像能感覺到它的存在」，有些人則表示「完全不知道是怎麼一回事」。

下面就利用自己的身體，來確定「氣」的存在。

「氣」的存在

《實驗五》

①首先，兩腳分開站立。

①兩腳分開站立

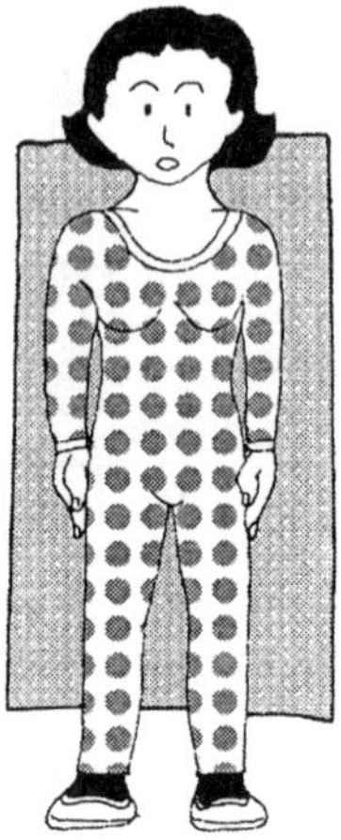

②頭部分別向左右轉動

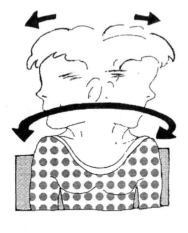

③眼睛直視拇指球

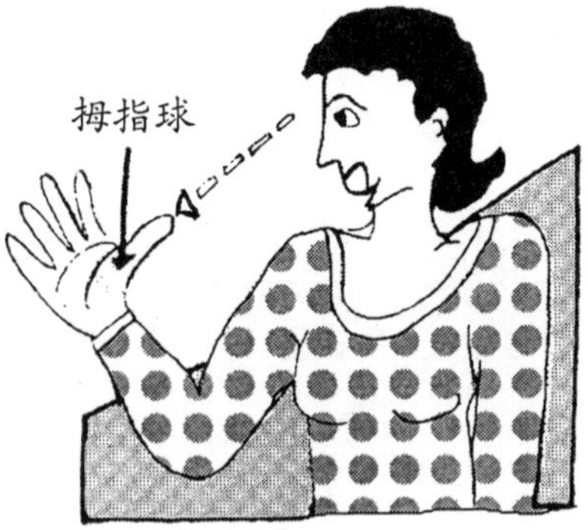

④臉部朝向正面，然後再轉向活動比較不易的那一方。

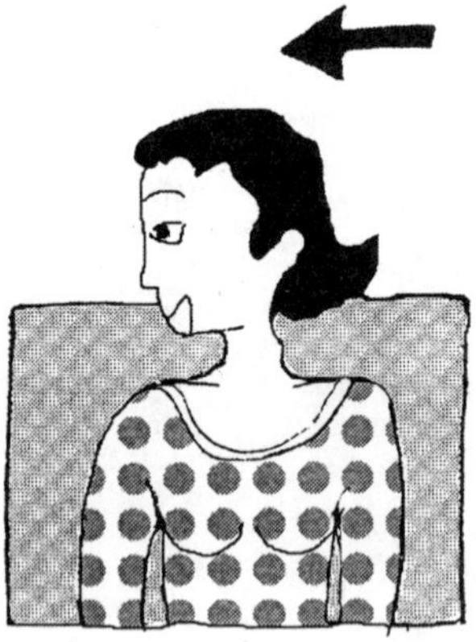

實驗五

②臉部朝向正面，然後左右轉動。

大多數的人都會發現，左右轉動的角度有差別，一邊容易一邊則較困難。

③不易活動的那一側，迅速望一下拇指球。

④再度將臉朝向正面，然後再轉動頭部。

是否比剛才容易轉動呢？這是因為看著拇指球，而將「氣」傳達過去。

《實驗六》

①雙手自然下垂，身體向前彎曲。

此時，心中記住身體的狀態，尤其是身體後面的緊張程度。

②回復直立姿勢，然後眼睛直視拇指球。兩邊都看效果較好。

眼睛能夠看見物體，是因為光線的作用，眼睛接收到光線所映出的東西，這是被動的。但是，心中想要看的意志卻是主動的。有這種意志存在，才能開始進一步的行動。

因此，不論做任何事，都必須先有「氣」，才會有實際的行為。如此，引起行為的「氣」就被送達到拇指球。

③再度將身體往下彎。

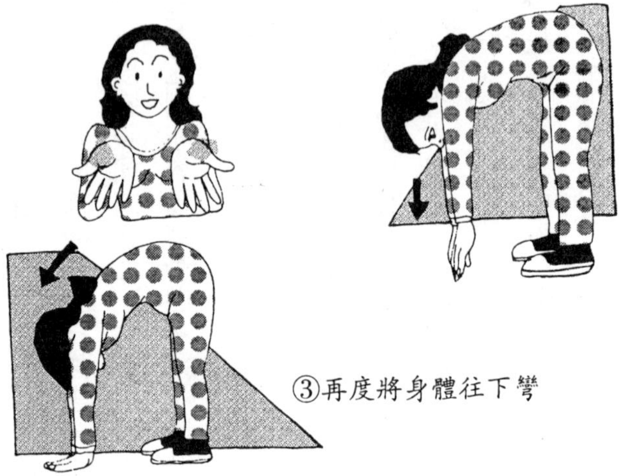
①兩手自然下垂，
上半身向前彎。
②眼睛直視兩手
的拇指球。

實驗六

果然比第一次下彎時來的輕鬆吧！「氣」似乎是各種能量的根源，並不因化為行動後就此消滅。「氣」也是自然界中永不枯竭的資源，以不同的型態不斷地重現。

例如，你手中正在閱讀的這本書，早在幾個月前出版社就決定出版。這個出版的意念就是一股「氣」，有了「氣」之後就能化為實際的行動，也才會有本書的誕生。

如果你能了解本書的內容，再經由親自體驗，就能重新獲得正確的身體健康法則。也會覺得有義務再傳授給他人，這亦是由於「氣」的作用，如此它就能無止盡的傳遞下去。

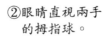

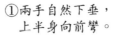

「氣」能毫無阻礙的四處傳播，宇宙自然也就保持協調的狀態。以人體為例，如果「氣」停滯不順，我們就會覺得不舒服。

以經濟活動而言，「氣」的不順暢即是所謂的「不景氣」。心中若處於「氣」不順的狀態，就以有形的「鬱悶」顯示出來。再進一步的影響到身體上，即是一般所謂的「疾病」。

因此，中國的醫學強調「病是『氣』不暢通的狀態所引起」，認為「治病的基本方法，就是將不順暢的『氣』疏通即可」。

運動的限制乃因「氣」的過度集中

回想剛才實驗的結果，將「氣」送到不易活動那一側的拇指球，瞬間身體狀態就得到改善。拇指球上有一名為「魚際」的穴道，如果這個部位的「氣」不能平衡，回轉的動作就不順暢了。

因此，將「氣」送到這部位，主要是為補充不足並消除不平衡的現象。

古人所以經常提到穴道，就是因為「氣」與身體效率有密切的關係。但是，穴道並非各個獨立，其間是靠著脈絡彼此連接，這些脈絡就統稱為「經絡」。穴道是身體上極重要的部位，因為「經絡」內的「氣」如果不順暢，就會導致身心不平衡的現象。此時，你才能覺察到它的功能。不論將「氣」傳送到那個部位，身心都會產生變化。了解這一點後，只要將「氣」送達能順暢流通的方向，自然能改善身心的狀態。相反的，「氣」不順暢就會引起疾病等不平衡的現象。

當身體向前彎時，下肢後面會感覺疼痛、緊張，這種限制身體繼續下彎，是由於「氣」過於集中在這個部位所引起。因此，若將這些「氣」移轉到別處，這種限制自然消除。

這個方法在第一個實驗「將空氣趕開」中已說明過，現在則以「魚際」這穴道來說明（雖然另有效果更佳的穴道）。為什麼將「氣」傳到別的地方，身體就容易前彎？穴道是身體重要的部位，它們之間靠經絡連接。「魚際」所屬的經絡叫肺經，「從腹部開始一直到肺，由肩部前面表現於體表，再由手臂下行一直通往拇指」，這是整個完整的流程。

在這經絡內所通行的「氣」若不足，身體後面膀胱經的經絡上的「氣」就會過度集中，使身體不易前彎，或下肢後面會感覺疼痛和緊張。只要能將這些過於飽脹的「氣」

送到「氣」不足的經絡內（肺經），就能平衡「氣」過度集中的膀胱經。

前面的實驗，就是以感覺器官來察覺「氣」的不平衡。利用什麼方法，將過度集中的「氣」疏通，並與不足的部分取得平衡？只要將「氣」傳達到不足的部分，自然就能與過度集中的部位取得平衡，如此即能改善身體不平衡的狀態。

上述的實驗，是利用肺經和膀胱經兩種經絡，透過頭部（頭部）的回轉動作和前彎動作，來確定「氣」的存在。

全身的經絡總共分為十二個正經和八個奇經，每一部位皆有「氣」到處在流動，如果順暢流通，身心就會覺得很舒爽。

這裡所謂的「氣」與人體間的關係，讀者們只要略有一點概念即可。但在進入下一個單元之前，讓我們先回想前面所提的一些概念並做一個總整理。

- 身體所有的動作，若處於活動不易的狀態，即表示有阻力存在。
- 如果你抗拒這阻力，勉強做動作，效率必然很差。
- 只要能將限制活動的阻力消除，一切的動作就會變得容易輕鬆。
- 阻力就是由於「氣」的不平衡所引起，因此，只要設法調整「氣」的過度集中或不足現象，限制運動的阻力自然消失。

●「氣」是一切能量的總源，它不會消滅，只會改變型態。

●一旦「氣」有了不平衡，緊接著就產生限制運動的力量。

●體內的「氣」如果不平衡，不僅會使運動受限制，也會造成姿勢變化（不平衡）。

●運動受限制及身體不舒服的感覺，並非自體的存在，而是「氣」不平衡所引起。由於在身體上產生物理變化的力量，姿勢無法保持常態，而造成不舒服或運動限制等現象。

●不容易做的動作，想達到標準的最好方法就是消除阻力。但是，這絕非一再地勉強練習，而是找出引起阻力的原因，即是「氣」的不平衡。只要改善不平衡的狀態，一切即可解決。

●身體感覺不舒服，或心裡煩悶，在某種程度之內都可以利用這個方法來消除（這裡所謂的某種程度，是指器官上有病變的人，不花費一段時間則無法改善）。

●儘管運動限制或不舒服感（疼痛等）過於劇烈，但若僅是機能上的障礙，只要改善「氣」不平衡的狀態，就會產生令人吃驚的效果。

●改善「氣」不平衡狀態的最佳方法，就是彌補不足及消除過度集中的現象。

●身體經絡內的「氣」有不足的現象，即用「虛」字表示。

●相反地，身體內的「氣」若過度集中，則用「實」字表示。

●當體內的「氣」不平衡時，必定是在某個部位引起了「虛」，連帶著另一部位就呈現「實」的狀態。以運動為例，「虛」的部位，活動起來較為順暢容易。相反地，「實」的部位則不靈活。

●由於產生「虛」的現象，自然就跟著有「實」的結果。若要將「實」消除，反不如用補「虛」的方法更為有效。

●「氣」的平衡回復，身體機能立刻能得到改善。由於「虛」的部位容易活動，因此，運動時以身體感覺舒服為練習的原則。

只須依照身體上的要求即可回復平衡

運動的目的是增進身體健康，因此，應在身體感覺舒服的原則下練習。所有人體不容易做的動作，即是因為一開始就有不合理的地方，是違反自然生理構造的動作。如果長時間勉強的練習，會嚴重地危害到健康。許多人強調「苦練」的精神，事實上這是錯誤的觀念。

因此，活動必須依自己身體的要求去做，才能取得身心的平衡。但很遺憾的，我們絕大多數的人都沒有發現，自己身體天生就具有這種了不起的能力。反在腦中產生一個錯覺——只有外來的資訊才是真的。由於這種錯覺，使得每個人多少都有些根深蒂固的錯誤「常識」，偏偏又缺少自己修正的能力。這是由於人們過度相信科學、遠離自然，所引起的文明社會中的特徵。

同時，人類愈習慣於機械式的生活，這種天生的感應能力就跟著逐漸退化。所以，儘管自己體內有要求，也無法積極的表現於外。設法使體內的「氣」平衡，是改善身體狀態的最佳方法。

身體內的「氣」的流通，與經絡、穴道間的關係最為密切。這一點相信大家都知道，要詳細的了解，研讀「陰陽五行論」是有必要的，但是，得花費相當長的時間。因此，就想到借用「氣」的概念及「虛」「實」的觀念，在做以上的整理之後，發現東方自古以來所說的「氣」，以現代物理學的觀點而言，類似於「能量」（Energy），是一種不會增減的物質。

人體與物理的法則

與前面所說的「氣」非常相似的「宇宙根本要素」（Brahman），在宇宙形成前就已存在了。它也類似於能量的總源，同樣是不會有增減，但因為它能以不同的型態變化，所以，我們能感覺到它的存在。能量能夠轉移，這才能顯現於「現象界」。

以這個觀點來看，毫無疑問的每一個人都是由「宇宙根本要素」所變化而成的。因此，不需拘泥於有形的現象，我們原是與「宇宙根本要素」一體的。

在此要特別強調，現代科學指的「能量」、東方世界觀所謂的「氣」，與瑜伽術中的「宇宙根本要素」，這三者都是相同的，全是宇宙一切能量的總源。

如果你能了解這一點，並加以肯定，就不必再分什麼科學、瑜伽……。同時，就某一觀點來看，有生命的個體及無生命的物質，也不該視為是有差別的。

每一個人，對生命都有自己獨特的看法。生命體和無生命的石頭的確是有不同的，但是，若你能覺察到它們之間的共同點比相異點多的話，有生命的個體，只要添加上某些條件，就能形成一個接近剛體（粒子的間隔不變化的集合體）的狀態。如此一來，人的身體就能適用於現代物理學所說的「剛體力學」這個法則。

一提到「剛體力學」似乎是很深奧的學問，如果舉回轉儀做為例子，就比較容易了解。回轉儀所應用的理論牽涉到旋轉體的問題，也就是在某一個軸周圍的回轉運動的法則。

在這裡我並不是要說明物理學，但是，身為太空時代的人類，對現代科學總不能一無所知吧！「科學」的理論並不一定都是高深的，事實上，在日常生活中我們都不知不覺地應用著。

根據物理學的說法，「剛體力學」即是自轉的原子、旋轉的電子和分子、回轉機械、旋轉儀、行星及慣性誘導等所應用的理論。於是我們就把它應用於人體的運動及運動之後身體的變化。下面就一一的解說。

關於運動所產生的震動及變形等因素，在此先不予以考慮。旋轉軸雖是固定的，但在時間上卻可以有變化。

船僅靠旋轉儀（高速旋轉的儀器，它的軸總是朝向南北，類似於指南針的裝置）辨別方位，因此，我們就了解到，旋轉運動必定會有軸。

騎過機車或腳踏車的人都知道，要改變方向時，只要將身體稍微傾向一邊，車子就會轉到那一邊。如果不小心又轉動了方向盤，就可能失去平衡而跌倒。且有一特性，車速愈快則愈明顯，這在以後會詳細的說明。許多類似的原理，我們都在日常生活中，不知不覺地體驗並且應用的很好。

只要有現象的存在，必定有它一定的法則。不論是有生命的個體或是無生命的石頭，都有共同的原理。人體的運動法則，也是符合這個原理。

現在，我們將所有人體的運動以文字一一的加以區分，首先定下一個基本的姿勢，然後不論朝向那一方向的運動，諸如彎曲、伸展、回旋等的名稱之後再加上運動二字。於是我們可以這麼說，「所有的運動，都是以某一個方向的軸為中心的回旋運動」。一旦有這個概念之後，就能進一步的了解，所有的回轉運動都會在身體上引起變化。

所有的運動都是有指向性軸的回轉運動

比方說一般的前彎運動，就是「左右方向軸周圍的回轉運動」，向左或向右將身體傾斜的運動（右彎或左彎），則是「前後方向軸周圍的回轉運動」。即使是再複雜的動作，只要以軸方向的觀點來看，都可將之視為回轉運動。

反過來說，將身體往某一個方向活動（這裡所說的動，並非走、跑等改變自己的位置，而是特指前後左右的彎曲和伸展），就會產生和這個運動方向成直角的軸，這是很重要的概念。

所有的運動，都可視為某一方向軸的周圍的回轉運動。一旦有了回轉運動，必定會產生與運動方向成直角的軸。在一個軸周圍回轉的這種法則，同樣也適用於人體的運動。

人是有生命的，再怎麼塑造也不可能成為完全的剛體。但是，借用力學法則，對人體做各種的實驗，卻顯示出過去一直未被發現的現象。目前在世界廣為盛行的練功十八法，只要能了解人體旋轉的原理，每個人都能輕鬆地練習。

現在我們就開始進入主題吧！如果你是一個只想知道結果，而不想費力去探討過程的人；練習練功十八法，也只為鍛鍊身體，過更健康的生活，下面的說明就可以省略不看。

如果你是喜歡探究原因，透過了解才肯完全接受的人，就請你耐心地往下看。徹底明瞭下面所說的理論後，脊椎的歪斜，不僅自己能調整，也能擴大應用的範圍。

你有過騎腳踏車的經驗嗎？當車子停下來時，它仍能保持直立不倒嗎？

如果你沒有經過特別訓練，恐怕沒有這麼大的本領讓車子直立不倒。但是，只要車輪一轉動，即使速度再慢，車子也能保持一定的平衡，這是什麼原理呢?你有沒有思考過?

相信大部分的人都不曾想過這個問題，因為這似乎是理所當然的事實。腳踏車只要不斷的往前進，就不會倒下來。但是，究竟是什麼力量讓它維持平衡呢?因為腳踏車輪只要一轉動，車軸的方向就產生作用的力量，這就等於是產生與回轉運動成直角的軸相同的道理。

當腳踏車前進時，就會產生與地面平行的左方向的軸，因此，車子不會倒下來。而且車速愈快時，這種平衡的力量就愈大。這個道理和轉動陀螺時，速度愈快轉動的時間愈久，是相同的。讓陀螺安定的轉動，就是使軸的方向不容易有變化，因此，前進就能維持一定的方向。

腳踏車只要保持前進，就不會倒下來。如果想改變車子的方向時，突然的轉動方向盤，此時速度愈快，車子就愈容易傾倒。

那麼，該如何轉變方向呢?只要將車子本身或身體傾斜即可。

你如果不相信，只須雙手離開把手，馬上能得到證明。

希望車子轉向右邊，只要將身子或腳踏車向右傾，即可輕易改變方向。

雙手離開腳踏車的把手，恐怕會摔個人仰馬翻。如果你真想確定事實，就改用下面這個方法。

利用雙手推車，讓它保持前進的方向，推動的速度太慢，車子難免會不穩，但是，速度加快後就能穩定了。此即輪子轉動的速度愈快，軸愈安定的證據。只要將這安定的軸，改變成別的方向，腳踏車就能如你所願的向左或向右轉。因此，並不需要轉動把手，只要將車身傾斜即可改變方向。

如果突然將手把轉動，就產生與把手直角方向的軸。向右轉時，產生的是向下的力量；向左轉時，則產生向上的力量。這個力量與輪軸方向的力量合起來，輪子就會傾向把手轉動的那一方向。

車速愈慢，這種作用就愈不明顯。車子前進的方向配合方向盤所轉過去的方向，並不是這個原理沒有作用之故，而只是呈現將把手直接轉換方向的結果。不論是那一種情形，原理都是不變的。我們應該特別注意的是，隱藏在一個現象的背後，同時會發生看不到的效果。

以腳踏車的例子來說，車輪有軸，光從構造上來看就能輕易的理解。但是，將腳踏車本身傾斜，這樣的回轉動作就會產生前後方向的軸，恐怕大多數的人都不了解此一原理。

如果你能有此概念，自然知道人體所有的動作都是回轉運動。

由旋轉儀來看身體的運動

現在再將前面所說的做一個整理，好讓讀者能更明瞭。如圖1的構造一般，想一想這旋轉體的原理。此種具有X、Y、Z三軸的旋轉體，一般就稱為旋轉儀。可能有許多人覺得陌生，若回想地球儀自由轉動的情形，就容易瞭解了。

旋轉儀本體（旋轉體）的軸（XX′），兩端以一個環固定著，這個環則垂直於旋轉體的旋轉軸（YY′）。為使軸能在周圍自由的轉動，因此，又有另一個垂直環，同時也使得垂直環能在垂直軸（ZZ′）的四周回轉。所以，旋轉體就能輕易的在

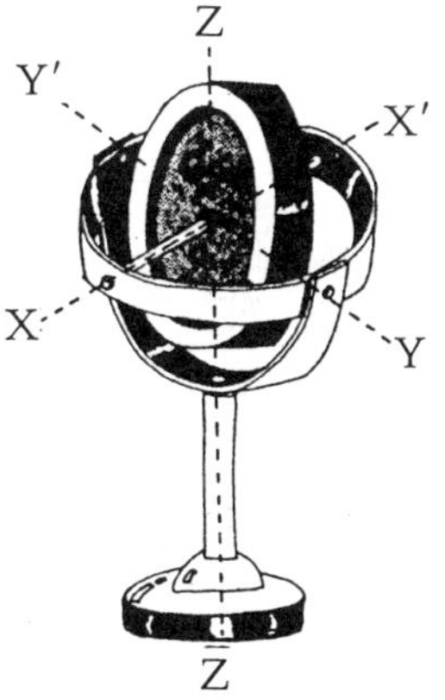

圖1

XX′、YY′、ZZ′三軸周圍自由的回轉。只要將三個軸的交點「O」固定，旋轉體的軸即可轉向任何方向。

諸如此種能在三百六十度活動的旋轉體，即稱為「三軸自由」的旋轉。人體的活動也有這個特性，即「三軸自由」的旋轉。所以，將所有的運動全視為回轉運動，即能確定軸的存在。

一旦有了軸與方向的概念，對人體的活動也會有新的看法。

回轉運動一定會產生向量

為讓讀者能更了解，因此，要介紹一個基本的概念——向量。

什麼是向量呢？以物理學的說法，有大小、方向並且以線來表示的力量，就稱為「向量」。例如圖2，只要是回轉運動，確定回轉軸的位置和回轉方向、大小後，即能以向量來表示。

不論什麼物體，只要是回轉運動就必定會產生軸。軸本身是有方向的，以右回旋為例，與它相對的一側產生的即是向量。

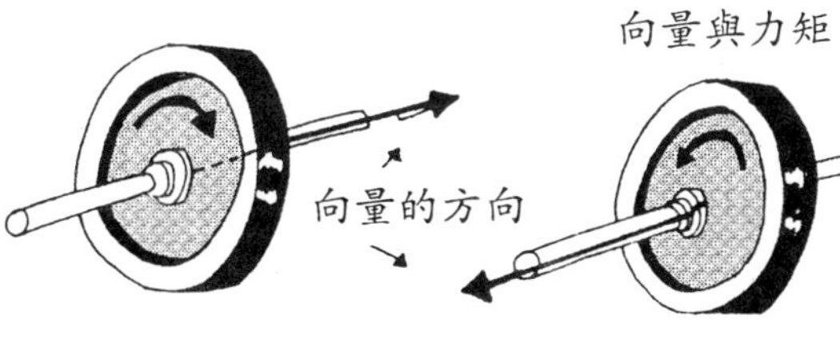

圖2

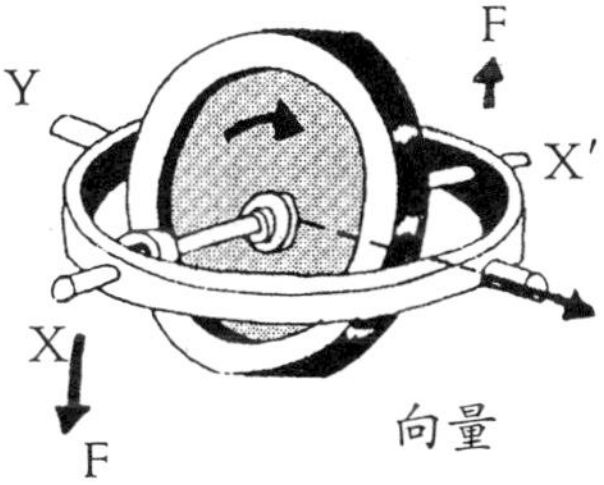

圖3

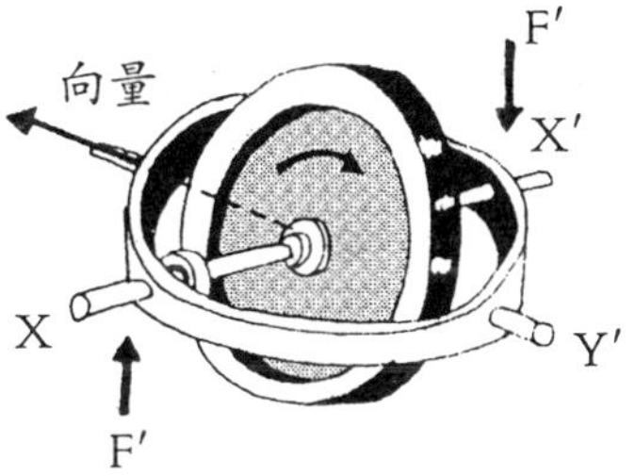

圖4

使物體回轉的力量，物理學稱之為「力矩」。如此說來，讓腳踏車倒下的力量也可以叫做力矩。當然，有了力矩，必然會產生回轉運動。物體向右轉時，相對的方向也會產生力矩。

在圖3，由於力矩F，以YY′作為軸，回轉體X′軸一端往下，X這一端則向上產生回轉力，因此，與回轉體的XX′成為直角的GY′方向，就會產生向量。

在圖4，由於力矩F′，以YY′作為軸，回轉體X軸一端向上，X′一端則向下產生回轉力，因此與XX′軸成有直角的GY方向，就產生了向量。

下面就來看能以三百六十度自由轉動的旋轉體（高速回轉時，其作用就愈明顯），有些什麼特性。

1.回轉惰性（方向保持性）

高速回轉時，旋轉體的軸若未受到外來力矩的影響，就能保持一定的方向，不會因地球自轉而改變方向。

以腳踏車為例。當腳踏車前進時，輪子一旦轉動，它的軸就能保持一定的方向，因此，腳踏車會往前進而不會倒下。

2.軸的轉動

高速回轉的旋轉體，如果與它的旋轉軸不同方向的軸，產生力矩作用的話，旋轉體的軸就會因回轉而產生向量。且又由於加上力矩，而產生另一向量，這兩個向量合成的向量，就能以最近的路線旋轉來改變軸的方向。

仍以腳踏車為例，當車輪前進時，就產生左方向的向量。腳踏車向右傾斜，前後方向的軸會發生右旋轉，這就好比右螺絲釘前進的道理一般，最後產生了力矩（右傾斜）向量。輪軸左方向的向量和前進方向的力矩、向量所合成的方向，即是輪軸旋轉的方向，所以，車輪彎向右方。

腳踏車向左傾斜時，在後方就會產生力矩、向量，於是輪軸向左方旋轉，車輪也跟著左轉。

實際的操作，比這一堆的原理簡單多了。高速旋轉時，物體的軸如果在與軸不同的方向加上外力，外力的方向與軸的方向是不變的，而與外力方向成直角方向的軸就會旋轉。

腳踏車與旋轉體的例子，前面已分別說過。只要有回轉運動，就一定有軸，同時也會產生向量。向量與其它不同方向的向量合成時，就如同前面腳踏車的例子一般，是感覺器官所能察覺的現象。因此，前面所說的「氣」的觀念，事實上，就是帶有指向性的向量。

本章開始一連串的實驗，即是以想像的方式來傳送「氣」，或是以視線來推動「氣」，使身體產生令人驚訝的變化。

更進一步的說，即是將這種帶有指向性的「氣」，聚集成「一束」，讓這一股強大的力量使得身體機能有所改變。

任何物體向右旋轉時，一定會產生和這回轉方向成直角的向量，這是力學上對運動的看法。為便於了解，向量一般都習慣以線來表示。

但是，若將向量轉換成人體內的「氣」，就不再以線來表示，而變成了「束」。物體旋轉時，「氣」就聚集成很大的「束」，並與向量同一方向。這種聚集成束的氣，具有引起物體劇烈變化的力量，經由這些變化而讓我們覺察到它的存在。

身體不適是因身心不平衡所引起

什麼才是正確的身體運動法則呢？下面就約略做個總整理。

● 柔軟的身體並不代表健康。

● 身體若過於柔軟，就代表處於「虛」的狀態，也就是氣不足。

● 相反地，身體過硬即代表「氣」過於飽實，而成為「實」的狀態。

● 只要「虛」與「實」能夠維持平衡，身體就能發揮原有的優異機能。

● 身心原就是一體的，只要身體得到協調，心自然就能夠安定。

● 身體過於柔軟而處於「虛」的狀態時，就可能會過分彎曲到某一個方向。

● 相反地處於「實」的狀態時，身體比較硬，因此，就會受到某一方向的運動限制。

● 使「虛」的部位充滿「氣」，身體就會變得舒暢。原先過度彎曲的部位，也會改變成某種程度的不易彎曲的現象。

●將「實」的部位，過於飽脹的「氣」除掉，原有的運動限制也跟著解除。

●將原先過於簡單的運動，變得稍微困難。同時將原先困難的動作變得容易。在「虛」「實」取得平衡的情形下，身心就會變得舒暢。

●身體覺得不舒服或有局部的疼痛，即是身心不平衡的信號。

●器官上有了病變，只要能保持身體平衡，體內原有的治癒力就能發揮高度的作用。

●平衡身體「虛」「實」的方法很多，以勉強去做不適合自己的健康體操，所得到的影響最大。如果長期的勉強練習，更會引起不良的後果。

●最有效的健康體操，就是適合自己身體的，別人的推崇並不就表示也會得到相同的功效，所以，自己要有判斷的能力。

本身治癒能力較差的人，如果能學會「虛」「實」平衡的觀察法和修正法，照樣能和抵抗力強的人一樣擁有健康的身體。

當物體旋轉時，在右旋轉的方向（右旋的進行方向）就產生「氣的束」。下面就以身體為實驗，來證明此一現象。

《實驗七》

①兩腳伸直坐在地上，上半身向前彎曲。

做這個實驗的目的，只是試驗自己能彎到什麼程度，因此，不必往下彎。此時，記住下肢內側的緊張狀態。

②保持身體下彎的狀態，將右腳向外張開約四十五度，然後左腳再慢慢向右靠攏。你會發現比開始時容易向前彎。從上面看，好比是上垂直軸做右旋轉一般。

③動作與②相同，但左右更換。結果也是相反，身體反而不容易向前彎。

做這個實驗時，最好請別人協力。自己只要保持身體向前彎的狀態，而由別人移動雙腿做左、右的旋轉，效果將更為顯著。

這好比是坐上旋轉椅一般，將雙腳伸直並且保持前彎的姿勢，同樣具有左、右回轉的效果。

④現在站起來，身體成為直立的前彎姿勢。此時，記下手離地面的距離，以及下肢後側的緊張程度。

⑤保持身體下彎的姿勢向右轉，是不是比開始時容易彎曲呢！

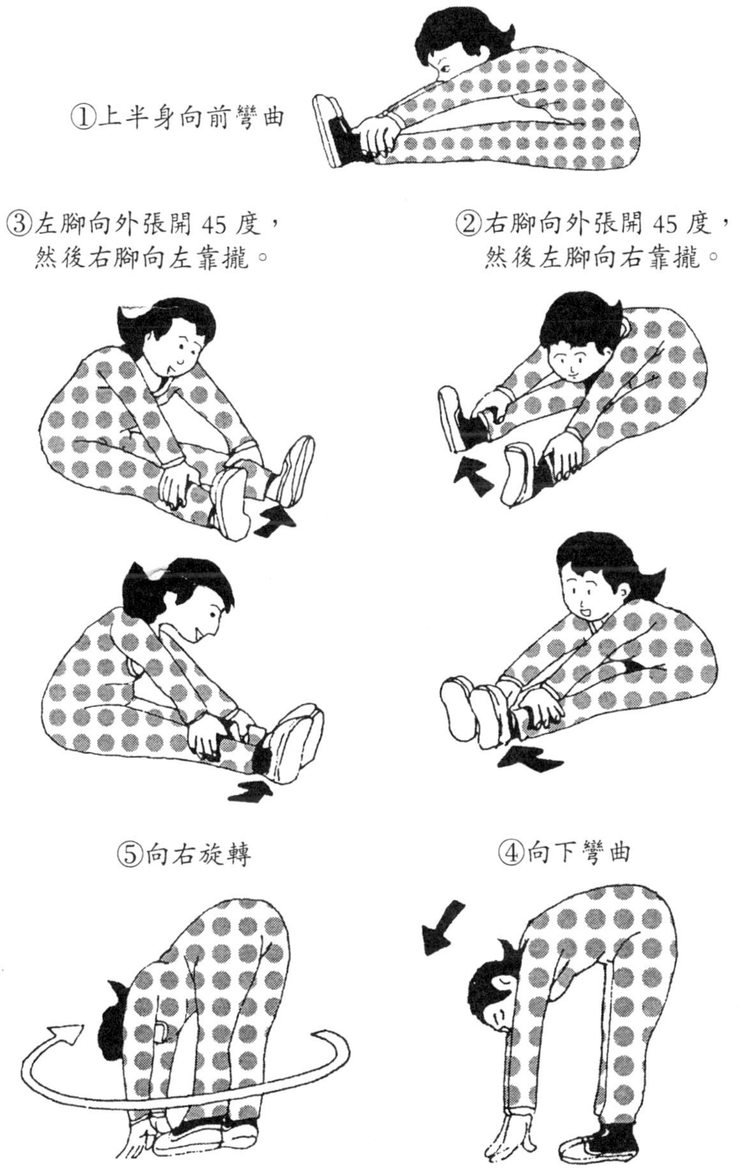
①上半身向前彎曲
②右腳向外張開 45 度，
然後左腳向右靠攏。
③左腳向外張開 45 度，
然後右腳向左靠攏。
④向下彎曲
⑤向右旋轉

實驗七

坐在旋轉椅上，保持前彎的姿勢，將椅子轉動則效果更為顯著。因為旋轉運動不是直接由自己做，而是藉助於椅子的轉動，讓身體產生變化。

這其中的道理雖然尚不十分明瞭，但是無論任何人，只要一旋轉就會產生「氣的束」，改變身體的狀態已確切的事實。

由於身體向右彎曲，產生同一方向的「氣的束」，而引起身體的變化。假如自己本身不旋轉，也不藉助於旋轉椅保持身體自然狀態（彎曲到不能彎的程度），然後向右轉，在身體想彎曲的部分傳送一成直角的指向性「氣的束」，身體是不是會引起如前所述的變化呢？

為證明這件事，我們繼續下面一個實驗。這個實驗需要兩個人一起做。

《實驗八》

①實驗者首先要觀察被實驗者前彎時身體的狀態。若是雙手極容易碰觸到地面的人，再看看他後仰的情形。

②實驗者準備一本書或坐墊（只要轉動時，有揮動空氣的感覺即可）。

③被實驗者往下彎曲。

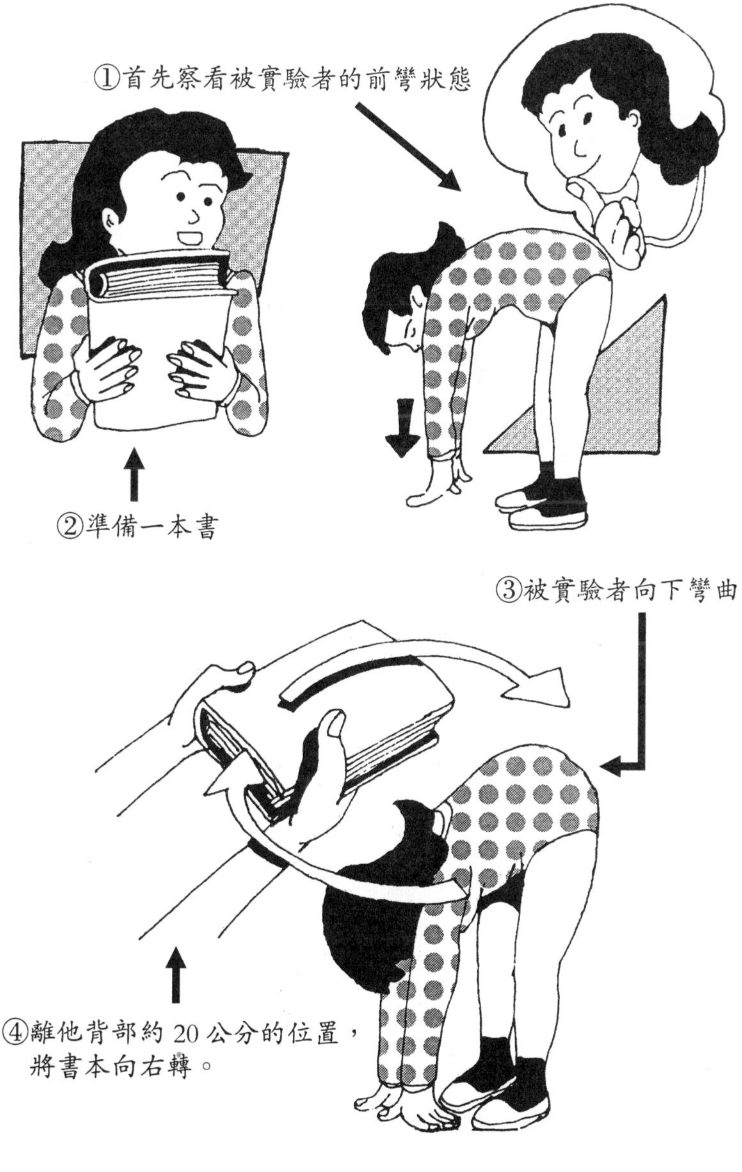
①首先察看被實驗者的前彎狀態
②準備一本書
③被實驗者向下彎曲
④離他背部約 20 公分的位置，
將書本向右轉。

實驗八

④如果他的手不容易碰觸地面，就在離他背部約二、三十公分的位置，將手中的書向右轉動。

結果如何？是不是比較容易往下彎。

如果是極易碰到地面的人，就將手中的書改成向左轉動。然後請他後仰試試看！是不是比較容易向後彎了呢？但前彎就比剛才要困難些。

這真是個有趣的實驗。將手中的書向右轉，原本認為不可能再往下彎，卻變得容易多了。相反地向左轉，就不容易再往前彎。不僅是前彎、後仰有這種現象，其它不同方向的活動也具有相同的效果。

你是不是覺得很不可思議呢？只要將物體向右轉動，在同一方向就會產生「氣」，這的確是有趣又令人訝異的現象。

身體也會有軸的旋轉

「氣」既然具有上述的現象，如果能將它們合成起來，不就能引起更大的變化！旋轉椅的法則，同樣也適用於人體，已毋庸置疑了。在「氣」產生時，若在前面實驗加上另一要素，就能清楚了解這一點。

也就是說，將身體扭轉時所產生的向量，再加上身體向垂直軸的周圍回轉所產生的向量，即會產生很大的作用。

具體的做法如下：

直立，身體下彎至最大限度，然後上半身扭轉到左邊（產生頭的方向的回轉向量）。以垂直軸的上方來看，即是右旋轉的運動（產生向下的向量）。

向上的向量與向下的向量合成起來，由於身體扭轉時所產生的軸，會向下方改變方向，就使得身體容易前彎。

前彎比較不成問題的人，後仰必定較為困難，所以，前彎時可以將身體向左轉。現在由上方來看，就成為在垂直軸周圍做左旋轉，因此，身體容易向後仰。

現在所實驗的對象不是無生命的旋轉體，而是有生命的人體。因此，軸旋轉原理以外的生理現象，也可能產生影響而減低實驗的正確性。只要能排除這些，就能確定實驗的真正結果。

保持身體彎曲到最大極限的狀態，以直角相交的兩軸為中心做回轉運動。比方，將身體儘量向右彎時，同時一邊往後仰做回轉運動，就一定會產生軸的旋轉。為順利的延續下一個動作，自然會朝向容易活動的方向。如果做相反方向的活動，不僅動作無法平穩的連續，同時也會受傷。

「健康體操」對身體有不良影響的理由

近年來頗為流行的爵士舞或一些健身的體操，包含許多將身體彎曲至最大極限與扭轉身體的動作等，連續做這些動作，就會產生前面所說的軸的回轉作用。即使是舞技已經十分純熟的人，也會受傷或引起身體的不舒服。最大的原因，可能是由於軸的旋轉，並不是朝向最合適的方向。

身體只要多運動，就會變得柔軟，這是許多人都有的錯誤觀念。如果體內的「氣」不平衡，某一方向的活動必然受到限制，實際做體操時，就能發現這種現象。身體的活動受到限制，除一般所認為的原因之外，絕大多數是受到一種不易被人察覺的物理現象所影響，即軸以不適宜的方向回轉。

在日常生活中，我們常不知不覺的引起身體各種不平衡，導致肩部酸痛、腰痛等症狀，結果使活動受到限制。

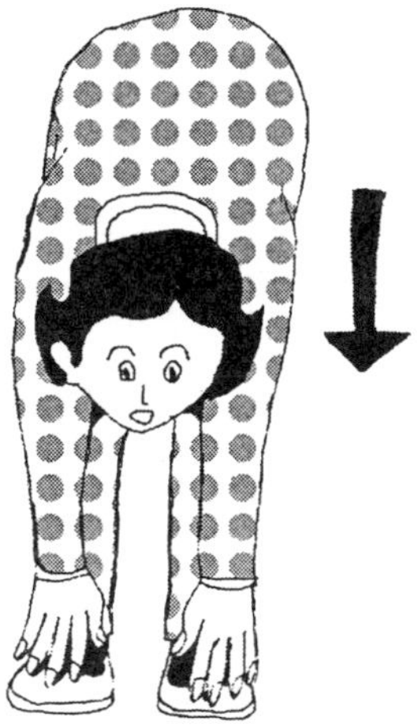

①身體儘量向下彎曲

②上半身往左轉

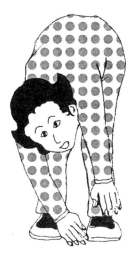

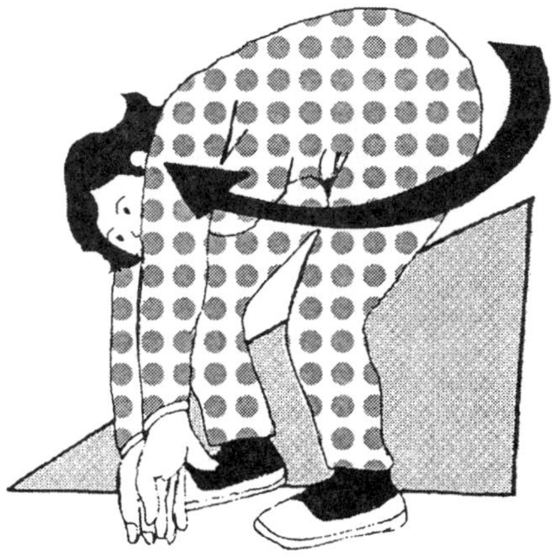

③由上方看，即成為右旋轉。

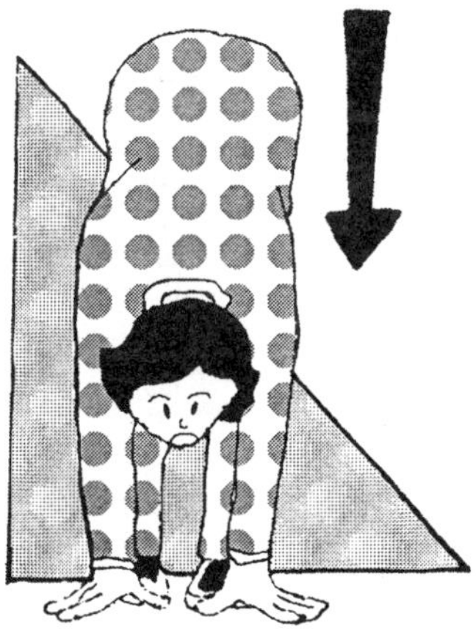

④比較容易下彎

讓「氣」平衡的方法

因此，類似這種活動不舒服的感覺，並非導因於器官上的病變。都是由於「氣」或關節、肌肉等不平衡所引起，因此欲消除所有不舒服感或活動上的限制，將不平衡的狀態恢復正常，就是最好的方法。

我們不妨回想前面，利用旋轉椅和軸的轉動，讓「氣」平衡的方法。

前面曾經提到，如果是個純粹的剛體，只要有回轉運動，必定會產生向量。但是，人體卻不可能成為完全的剛體。

因此，我們就將向量，以「氣」來取代，而且是「有指向性的『氣』」。

由於回轉運動的作用，軸的方向所產生的「氣」，在右旋轉的情形下有向同一方向進行的特性。如果原先存在的「氣」與他方向所產生的「氣」合而為一，就能改變原先回轉軸的方向。

以這個觀點來看，無論是物體或人體，都適用力學的法則。如果讀者了解這個新的運動法則，並加以應用，就能以新的角度來評估體操等的健康法。

如何應用這個新的法則呢？這裡將要介紹的體操，即是應用這個法則所設計，不僅能回復身體的平衡，也能提高身體的機能。

找出身體不平衡的方法

人體的運動，表面上看似乎是既複雜又千變萬化。但所有的運動，事實上都可視為「在軸的周圍回轉的運動」。

人體所有不舒服的感覺，除器官上的病變外，皆因「氣」不平衡所引起。因此，肩部酸痛、腰痛、下肢內側肌肉緊張，或手腕、膝蓋疼痛等不舒服的感覺，只要修正全身的不平衡狀態，所有的症狀就能夠緩和。而身體過硬或關節不易彎曲等運動的限制，也能立刻得到改善。所以，只要體內的「氣」能夠平衡，身心必然覺得舒暢。

下面的方法可以幫助你找出身體的不平衡狀態，首先假定人體有一主要的軸，然後觀察它周圍的旋轉運動。

●主要的軸

1、縱（垂直）軸＝垂直於地面的直立姿勢。

2、橫軸＝與縱軸左右直交的軸。

3、箭狀軸＝由人體後側通往前側，與前面二軸相交的軸。

上述三軸的旋轉運動，以下面的觀察方法即能找出不平衡的地方。

●觀察的方法

1、縱軸的觀察法（旋轉）

垂直於地面站立，身體做左右旋轉。

2、橫軸的觀察法（前彎、後仰）

身體直立，上半身向前彎及向後仰，觀察那一個比較容易做。

3、箭狀軸的觀察法（左、右彎曲）

身體直立，上半身向左右彎曲，觀察那一方向較容易彎曲。

以上的觀察方法，表面上看來似乎是在做一般的體操。但是，這些簡單的動作，對於軸的周圍回轉運動有著特殊的意義。

以三軸為中心做旋轉運動，很容易就能找出身體不平衡的地方。人習慣於直立的姿勢，而且頭部朝向正面，這是人為的觀念所訂定的標準。不具這種觀念的生物，就有各種適合它們自由生存的姿勢，而與人類一樣過著舒適的生活。

主 軸

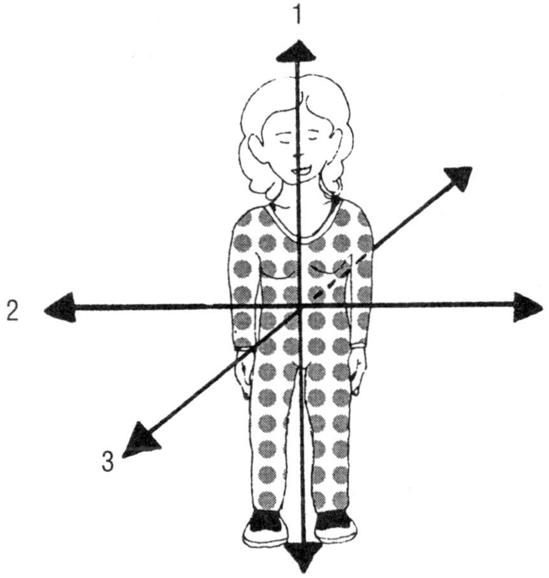

觀察法

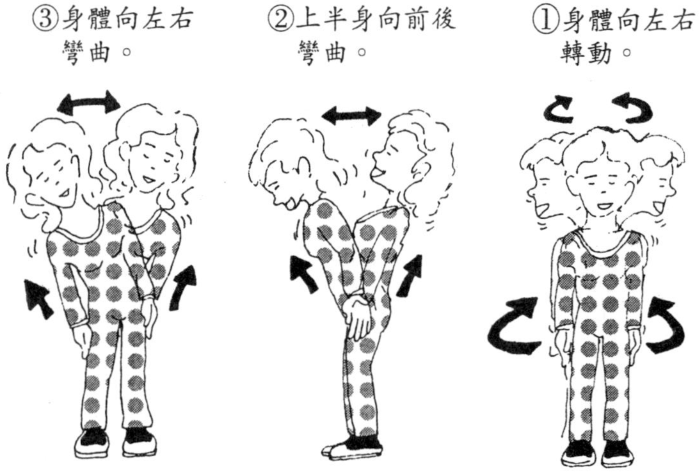

「總覺得身體不太舒服」，當你有這種感覺時，不要拘泥於一般所認為的良好姿勢，而要考慮自己身體上的需求，讓肢體適當的活動（不僅是起來活動時，躺下來也是相同的）。

經由三軸的修正可達到身體的理想狀態

見過深山中，樹齡達百年甚至千年的巨大神木嗎？長於山中的千年神木，完全不拘泥於外觀的型態，而以自己喜愛的方向四處紮根，長短不齊且盤桓交錯的樹枝，不受拘限地伸向青天，這樣的自然奇景的確令人興起一股莫名的感動。

反觀人工所培植的檜木、杉等，看似整齊挺直，卻只能做為建築的材料，滿足部分人的需要。人類長久生活在文明的社會中，似乎離自然愈來愈遠了，對於自由自在的生活方式反覺得無法適應。

如果想要在這文明的社會中，活得更健康且保有良好的身心狀態，就須先學會自以為是理想姿勢的修正方法。因此，下面即要介紹三軸周圍的修正運動。

由於腦中存有一些過去有關體操的錯誤觀念，所以，開始時會覺得不容易理解。只要依照下列的說明，一一的將觀念改變就能明瞭了。

1.身體向右或左的扭轉，可以視為「以縱軸為中心的旋轉運動」。

2.身體向前彎，或向後仰，可以視為「以橫軸為中心的旋轉運動」。

3.身體向左或右傾斜，則視為「以箭狀軸為中心的旋轉運動」。

進一步也應有下面的想法。

如果在縱軸四周的運動有左右差時，即是其它的二軸角度有偏差，而以縱軸為中心的回旋狀態。

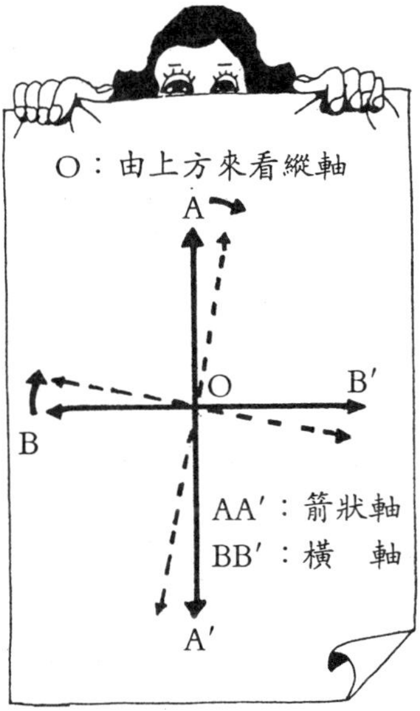

參照上圖，由上方來看縱軸，則成為「O」這一點，箭狀軸及橫軸則以O點為中心而旋轉。三軸彼此相交成直角，而且是不可分的關係，只要讓箭狀軸或橫軸中的任一軸，相反的以O點為中心而旋轉，恢復到理想狀態即可。

一般的體操觀念，都強調回復到不容易活動的方向，事實上，旋轉才是原來該有的姿勢。想盡方法將它變為一直線，只不過是理想，卻不可能達到。由於阻擋的「氣」（能量）力量過大，表面上看是恢復這一部位的平衡，但是，反方向的「氣」必定會引起另一新的不平衡。

以縱軸為中心的旋轉運動有了不平衡，即是因有讓橫軸及箭狀軸從理想狀態朝容易方向旋轉的「氣」存在。因此，只要設法讓「氣」朝相反方向即可。

亦即，並非是將軸（橫軸或箭狀軸）直接回復到理想的狀態（不容易活動的方向的旋轉運動），而是在與橫軸及箭狀軸直角相交的方向，產生一個新的向量。

若以身體為試驗，即如下所述。

《三軸修正運動》

橫軸與理想軸一致，並在腦中想像它的存在。因此，當身體往前彎時，就會產生實際的軸，並有左向的向量。（伸展＝後彎是右向的向量）

軸以O點為中心旋轉，為使與原先向量成直角相交的新向量產生作用，必須將二向量合而為一。因此，身體保持前彎（後仰），然後以箭狀軸為中心做旋轉運動（將身體往左、右彎曲的運動），即能將向量合成，同時橫軸也會旋轉，實際的橫軸與理想的橫軸就能一致，左右旋轉運動（縱軸為中心）也得到修正。

三軸互相以直角相交，且彼此不可分，所以，旋轉軸外的二軸中之任何一軸與理想軸一致即可。為使讀者更為理解，下面將說明箭狀軸旋轉的方法。

首先將身體向右彎，於是產生前向的向量（左彎，則為後向的向量）。

其次以0點為中心旋轉箭狀軸，與原向量成直角的方向就會產生新的向量，為將這二向量合成，就必須保持右（左）彎狀態，加上以橫軸為中心的旋轉運動（前彎、後仰）。二個向量一旦合成後，箭狀軸就會旋轉，實際的軸與理想的軸就能一致，於是縱軸的旋轉運動即可得到修正。為能有更大的效果，以縱軸為中心的旋轉動作幅度儘量要大。

旋轉的方向相反身體的變化也相反

實際的觀察或實驗的方式都很簡單明瞭，若僅靠文字解說，就變得非常難懂。勉強練習不易做的動作，對身體將有極不良的影響。因此，在身體尚未覺得不舒服之前，保持原本的姿勢，然後以另二軸做旋轉動作，即能改善最初的軸的運動限制狀態。

理想的動作可輕易消除身體任何的運動限制，動作有偏差，運動限制將更為嚴重，遇有這種情形就必須採取相反的動作。

也就是說，三軸連續做旋轉運動即可。

以上是有關於旋轉運動，軸的向量合成的物理學現象。不容易做好的動作必須苦練，這是許多人都有的錯誤觀念，在此要提出嚴重的警告。為使讀者能具體的了解，才以物理學上的「向量」做為假設，說明體內「氣」的存在。將它套用在身體運動，即顯示出類似三軸自由活動的旋轉儀一些有趣現象。

身體的旋轉運動，並不需直接由自己來做，而產生力矩、向量。只要保持不能再彎曲的狀態，藉助於外力也能產生相同的效果（例如，保持彎曲的狀態坐在旋轉椅上，由第三者來轉動）。

另外，還有一個有趣的現象，即旋轉的方向相反，身體的變化也恰好相反。這究竟是什麼原理呢？到目前尚未有完整的答案。由於人體是有生命的，無法直接以「剛體力學」來解釋，若以運動生理學來說明，只能將它視為是一種奇異的現象。

理論說的再多也沒有用，最重要的是必須去實踐。下面就讓我們好好的活用三軸修正體操。

三軸修正體操的實踐

如何活用三軸修正體操？只要依照下列的說明去做，就可得到驚人的效果。

《第一動作》縱軸旋轉運動的修正體操

●不容易向左轉時（橫軸與箭狀軸以縱軸為中心，成右旋轉狀態）。

a、橫軸的修正——身體儘量向右轉，保持這個姿勢，一邊前彎並同時向左彎。

b、箭狀軸的修正——身體儘量轉向右方，一邊向右彎且同時向前彎。

●不容易向右轉時（橫軸與箭狀軸以縱軸為中心，成左旋轉狀態）。

a、橫軸的修正——身體儘量轉向左方，一邊前彎且同時向右彎。

b、箭狀軸的修正——身體儘量向左轉，一邊右彎且同時往後仰。

《第二動作》橫軸旋轉運動的修正體操

●容易向前彎時（後仰不易）

a、縱軸的修正——前彎，上半身轉向左方，從上方看則為左旋轉。

不容易向左轉的情形

箭狀軸的修正

身體向右旋轉，一邊向右彎且同時前彎。

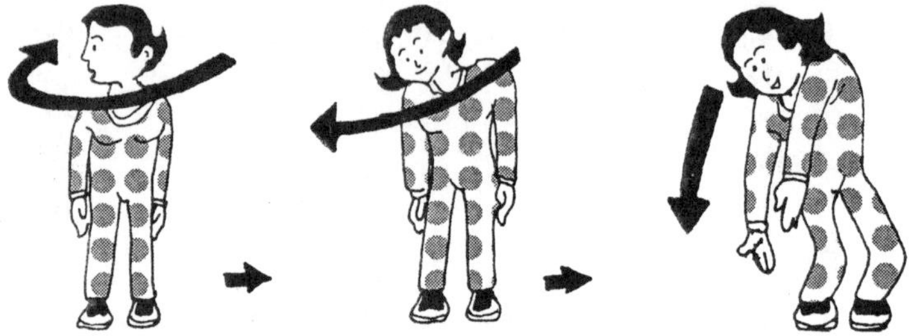

容易向前彎時（後仰不易）

箭狀軸的修正

前彎，上半身轉向右方，同時一邊做左旋轉。

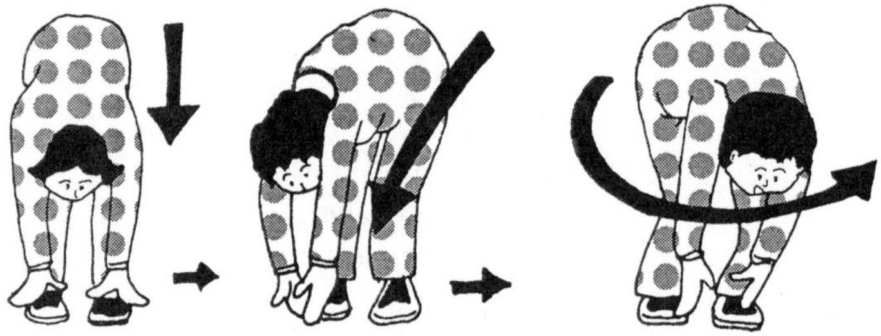

容易向右彎的情形（左彎不易）

橫軸的修正

右彎，一邊前彎且同時向右旋轉。

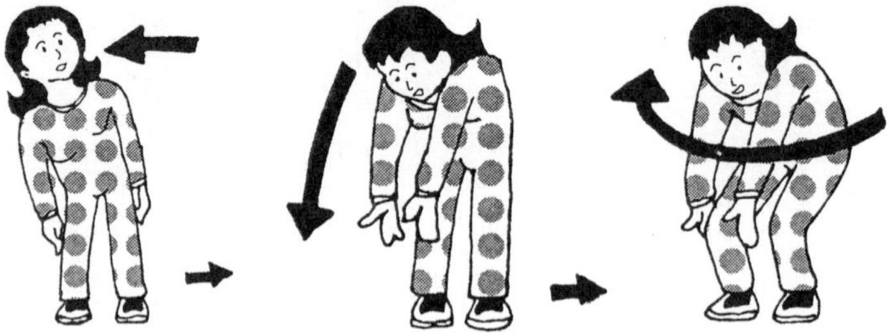

第一動作　縱軸旋轉運動的修正體操
橫軸的修正
身體儘量向右轉，一邊前彎且同時向左彎曲。
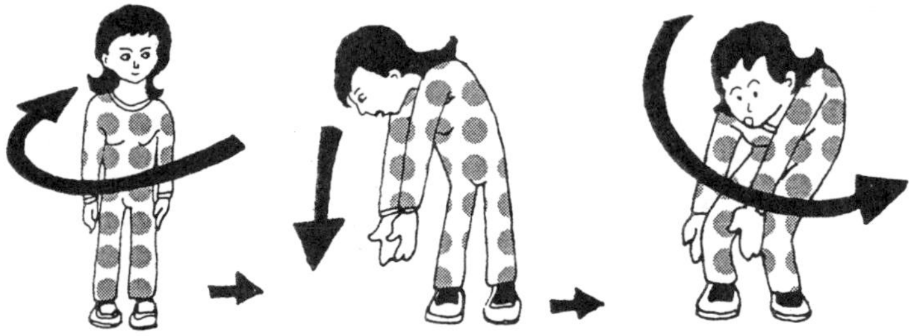
第二動作　橫軸旋轉運動的修正體操
縱軸的修正
前彎，上半身轉向左方，同時做左旋轉。
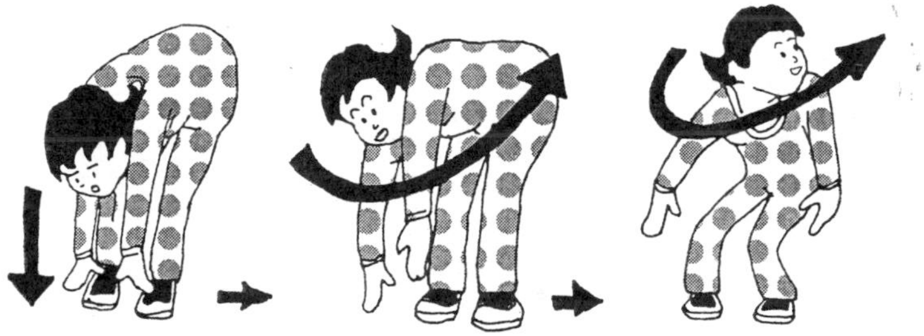
第三動作　箭狀軸旋轉運動的修正體操
縱軸的修正
右彎，上半身向左旋轉，同時一邊向前彎。
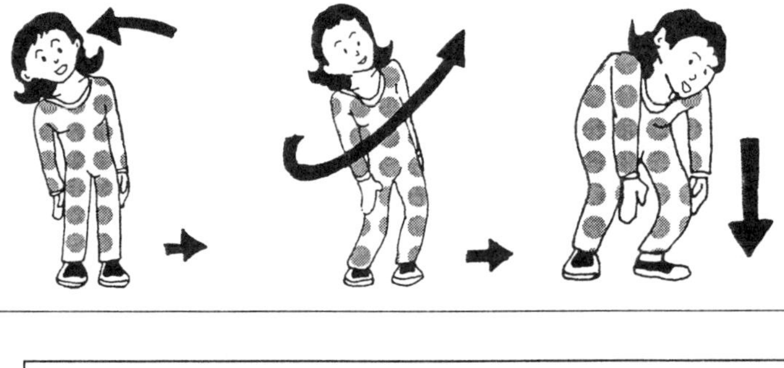

b、箭狀軸的修正——前彎，上半身向右彎曲，同時做左旋轉。

●容易向後仰時（前彎不易）

a、縱軸的修正——前彎，上半身轉向左方，從上方看則為右旋轉。

b、箭狀軸的修正——前彎，上半身向右彎，同時做右旋轉。

《第三動作》箭狀軸旋轉運動的修正體操

●容易向右彎時（左彎不易）

a、縱軸的修正——右彎，上半身轉至左方，同時向前彎。

b、橫軸的修正——右彎，上半身前彎並且向右旋轉。

●容易向左彎時（右彎不易）

a、縱軸的修正——左彎，上半身向左轉，同時一邊向後仰。

b、橫軸的修正——左彎，一邊向前彎，一邊將身體轉向左方。

上述的修正體操，無論是那一軸的修正，都包含三個動作。

開始時，以基本軸的旋轉運動，在「身體尚未覺得不舒服」的練習原則下，找出潛藏於體內所有「氣」的不平衡。

一般人練習時，第一動作如果省略，也可以得到修正的成效。但在此情形下，《第二動作》a的做法就得依照下述：

容易向前彎時，a縱軸的修正——上半身轉向左方，同時也要向左彎曲。容易向後彎時，上半身同樣轉向左方，但改為向右彎曲。

第二動作所需要修正的軸（以基本軸為中心，因與理想狀態有角度的偏差，因此，只要回復到理想狀態即可）實際上產生之後，即能造出向量的方向。

第三動作所產生的向量，可使第二個動作所產生的軸旋轉到理想的狀態。這三個動作的軸，彼此成為直角而相交，使得它的各個動作也都是成直角。

三軸修正體操的原理，即是根據旋轉儀軸的旋轉，因此，只要動作與旋轉儀相似，效果就更能提高。每一個軸的修正，都包含不同的三個動作，第二、三次的動作同時進行，才會有好的效果。但對初學者而言，在未完全了解原理之前，三種不同的動作分開進行，也能有相當的成效。

最後介紹的，是三軸修正體操的簡易法。

三軸修正體操的簡易法

三軸修正體操的設計，主要是從力學上的「向量的合成」所得到的啟示。首先將三軸旋轉運動的向量合而為一，只要取其中一軸為中心做旋轉運動，即能使身心協調順暢。其動作如下：

①兩腳適度張開站立。

②前彎、後仰、觀察那一邊的彎曲較容易。

③左、右彎曲，觀察那一邊的彎曲較容易。

④據②③所得的結果，身體朝向容易活動的合成方向彎曲。

⑤保持這個姿勢，由上方看來，身體向左旋轉。

⑥於②③所得到的結果，身體朝向不易活動的合成方向彎曲。

⑦保持這個姿勢，由上方來看，身體向右旋轉。

按④身體朝向容易活動的合成方向彎曲，假設是前彎及右彎容易的情形下，則身體必須做右斜前方的彎曲。若是為前彎及左彎不容易的情況，則身體必須彎向右斜後方。

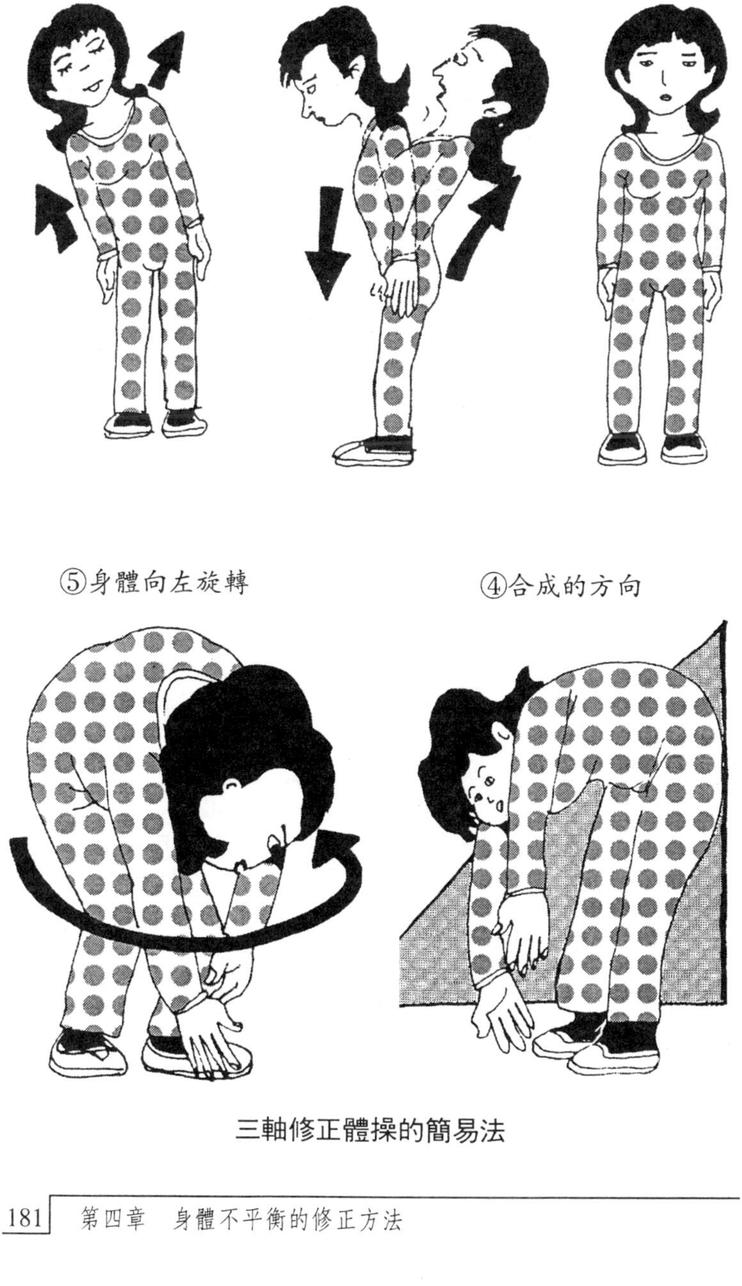

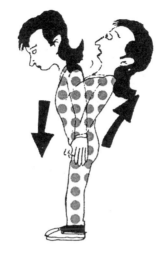

三軸修正體操的簡易法

容易向前彎的人，後仰必定較為困難，因此，「將過於容易做的動作變得稍難，而將原本難做的變得簡單」即可回復身體的平衡。

這就好比螺絲釘向右旋轉的原理，當它向右轉時，即能輕易的鑽入木頭之中，相反地向左轉時，則退回原來的位置。因此，簡易法中的⑤即利用這個原理，保持彎曲的姿勢而向左旋轉（即類似螺絲釘退回原來的位置），身體就不容易彎曲。⑦的情形恰好相反，身體向右旋轉，因此容易彎曲。

前述的「簡易法」，原則上是直立於地面上來施行。若坐在旋轉椅上，⑤⑦的動作可省略，只要轉動椅子即有相同效果。

但是，不論自己轉動或依靠旋轉椅，都必須保持④⑥的姿勢。使得身體想彎曲的部位，產生成為直角的軸的狀態，好像有某種物體將離開身體般的回轉，也是有相同的效果。

這個基本的原理，就是軸旋轉的作用。當物體轉動時，就會產生「氣的束」，由於是有指向性，所以，不易彎曲的就能得到改善，而太過易於彎曲的動作，也將受到某種程度的限制。

這種特殊的現象在人體各部位都會產生作用，因此，只要好好活用這一點，就能應用於各種體操及緩和各部位的運動限制和疼痛。

即使是脊椎歪斜的矯正、骨折、扭傷等，也可能產生卓越的效果。

每天都過著健康的生活

不容易做的運動，不要勉強練習。當活動受到限制時，只要往與原先運動方向成直角的方向活動身體，就能產生很大的變化。

練習練功十八法時也是相同的道理，不容易做的動作就不必過於勉強。因為活動受到限制的原因，是整個身體不平衡所引起。只要從「三軸修正體操」的「簡易法」著手，即可取得全身的調和。

毫無疑問，練功十八法的確是效果顯著的體操。但即使是再好的方法，如果不能正確的做，也是徒勞無功的。因此，想要真正得到調和身心的效果，就必須有恆地練習。

在練習練功十八法前，先將身體的不平衡修正，則效果更佳。

練功十八法是根據中國古老的養生法及武術所設計，對疾病的治療雖有驚人的效果，但仍必須配合藥物或其他物理療法。「已經患有疾病的人，必須以治療為主，體操為輔。如果只是練習練功十八法，並不能將病治好」。

所有的疾病中，以頸、肩、腰部等疼痛的預防和治療最為有效。身體有疼痛不適的感覺，即是器官上疾病反射在身體上的現象。

疼痛不適的感覺雖然只出現在某一部位，但是，卻是體內的「氣」不平衡所引起。所以，如果只治療患部，是無法將病根除。

由「鍛鍊」一詞來看，即使身體感覺疼痛也得勉強練習。這種不正確的觀念，不僅使得練習毫無效果，也會損害到健康。

「鍛鍊」，「鍊」的意思就是用火冶製金屬使之精熟。首先得將所有的雜質除去，才能達到精熟的程度。同理，必須先修正身體的不平衡之後，練習練功十八法才能收到實際的效果。

學會這一章所說的「身體不平衡的修正方法」，對於過去一直深信不疑的一些運動健康法則，必定會有一番新的評估。

基本的觀點有了改變，即使輕易的糾正所有原本深信的錯誤健康「常識」，同時對過去所忽視的有關身體的各種現象，也能有一番新的認識。

在本章中所介紹的，只是很簡單的一個方法，若能進一步的研習有幾千年歷史的

「經絡」，會有更深一層的理解。世界上雖有各種不同的健康體操，然而卻只有一個共同的目的——使得身體更為健康。

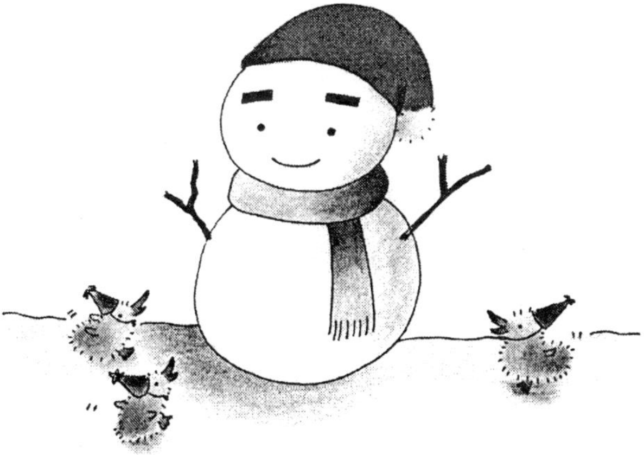

3. 上班女性的壓力症候群　池下育子著　200元
4. 漏尿、尿失禁　中田真木著　200元
5. 高齡生產　大鷹美子著　200元
6. 子宮癌　上坊敏子著　200元
7. 避孕　早乙女智子著　200元
8. 不孕症　中村春根著　200元
9. 生理痛與生理不順　堀口雅子著　200元
10. 更年期　野末悅子著　200元

・傳統民俗療法・品冠編號 63

1. 神奇刀療法　潘文雄著　200元
2. 神奇拍打療法　安在峰著　200元
3. 神奇拔罐療法　安在峰著　200元
4. 神奇艾灸療法　安在峰著　200元
5. 神奇貼敷療法　安在峰著　200元
6. 神奇薰洗療法　安在峰著　200元
7. 神奇耳穴療法　安在峰著　200元
8. 神奇指針療法　安在峰著　200元
9. 神奇藥酒療法　安在峰著　200元
10. 神奇藥茶療法　安在峰著　200元
11. 神奇推拿療法　張貴荷著　200元
12. 神奇止痛療法　漆 浩 著　200元
13. 神奇天然藥食物療法　李琳編著　200元

・常見病藥膳調養叢書・品冠編號 631

1. 脂肪肝四季飲食　蕭守貴著　200元
2. 高血壓四季飲食　秦玖剛著　200元
3. 慢性腎炎四季飲食　魏從強著　200元
4. 高脂血症四季飲食　薛輝著　200元
5. 慢性胃炎四季飲食　馬秉祥著　200元
6. 糖尿病四季飲食　王耀獻著　200元
7. 癌症四季飲食　李忠著　200元
8. 痛風四季飲食　魯焰主編　200元
9. 肝炎四季飲食　王虹等著　200元
10. 肥胖症四季飲食　李偉等著　200元
11. 膽囊炎、膽石症四季飲食　謝春娥著　200元

・彩色圖解保健・品冠編號 64

1. 瘦身　主婦之友社　300元
2. 腰痛　主婦之友社　300元
3. 肩膀痠痛　主婦之友社　300元

4.	腰、膝、腳的疼痛	主婦之友社	300 元
5.	壓力、精神疲勞	主婦之友社	300 元
6.	眼睛疲勞、視力減退	主婦之友社	300 元

・心 想 事 成・品冠編號 65

1.	魔法愛情點心	結城莫拉著	120 元
2.	可愛手工飾品	結城莫拉著	120 元
3.	可愛打扮 & 髮型	結城莫拉著	120 元
4.	撲克牌算命	結城莫拉著	120 元

・少 年 偵 探・品冠編號 66

1.	怪盜二十面相	（精）	江戶川亂步著	特價 189 元
2.	少年偵探團	（精）	江戶川亂步著	特價 189 元
3.	妖怪博士	（精）	江戶川亂步著	特價 189 元
4.	大金塊	（精）	江戶川亂步著	特價 230 元
5.	青銅魔人	（精）	江戶川亂步著	特價 230 元
6.	地底魔術王	（精）	江戶川亂步著	特價 230 元
7.	透明怪人	（精）	江戶川亂步著	特價 230 元
8.	怪人四十面相	（精）	江戶川亂步著	特價 230 元
9.	宇宙怪人	（精）	江戶川亂步著	特價 230 元
10.	恐怖的鐵塔王國	（精）	江戶川亂步著	特價 230 元
11.	灰色巨人	（精）	江戶川亂步著	特價 230 元
12.	海底魔術師	（精）	江戶川亂步著	特價 230 元
13.	黃金豹	（精）	江戶川亂步著	特價 230 元
14.	魔法博士	（精）	江戶川亂步著	特價 230 元
15.	馬戲怪人	（精）	江戶川亂步著	特價 230 元
16.	魔人銅鑼	（精）	江戶川亂步著	特價 230 元
17.	魔法人偶	（精）	江戶川亂步著	特價 230 元
18.	奇面城的秘密	（精）	江戶川亂步著	特價 230 元
19.	夜光人	（精）	江戶川亂步著	特價 230 元
20.	塔上的魔術師	（精）	江戶川亂步著	特價 230 元
21.	鐵人Q	（精）	江戶川亂步著	特價 230 元
22.	假面恐怖王	（精）	江戶川亂步著	特價 230 元
23.	電人M	（精）	江戶川亂步著	特價 230 元
24.	二十面相的詛咒	（精）	江戶川亂步著	特價 230 元
25.	飛天二十面相	（精）	江戶川亂步著	特價 230 元
26.	黃金怪獸	（精）	江戶川亂步著	特價 230 元

・武 術 特 輯・大展編號 10

1.	陳式太極拳入門	馮志強編著	180 元
2.	武式太極拳	郝少如編著	200 元

3. 中國跆拳道實戰 100 例	岳維傳著	220 元
4. 教門長拳	蕭京凌編著	150 元
5. 跆拳道	蕭京凌編譯	180 元
6. 正傳合氣道	程曉鈴譯	200 元
8. 格鬥空手道	鄭旭旭編著	200 元
9. 實用跆拳道	陳國榮編著	200 元
10. 武術初學指南	李文英、解守德編著	250 元
11. 泰國拳	陳國榮著	180 元
12. 中國式摔跤	黃　斌編著	180 元
13. 太極劍入門	李德印編著	180 元
14. 太極拳運動	運動司編	250 元
15. 太極拳譜	清・王宗岳等著	280 元
16. 散手初學	冷　峰編著	200 元
17. 南拳	朱瑞琪編著	180 元
18. 吳式太極劍	王培生著	200 元
19. 太極拳健身與技擊	王培生著	250 元
20. 秘傳武當八卦掌	狄兆龍著	250 元
21. 太極拳論譚	沈　壽著	250 元
22. 陳式太極拳技擊法	馬　虹著	250 元
23. 二十四式/三十二式太極拳/劍	闞桂香著	180 元
24. 楊式秘傳 129 式太極長拳	張楚全著	280 元
25. 楊式太極拳架詳解	林炳堯著	280 元
26. 華佗五禽劍	劉時榮著	180 元
27. 太極拳基礎講座：基本功與簡化 24 式	李德印著	250 元
28. 武式太極拳精華	薛乃印著	200 元
29. 陳式太極拳拳理闡微	馬　虹著	350 元
30. 陳式太極拳體用全書	馬　虹著	400 元
31. 張三豐太極拳	陳占奎著	200 元
32. 中國太極推手	張　山主編	300 元
33. 48 式太極拳入門	門惠豐編著	220 元
34. 太極拳奇人奇功	嚴翰秀編著	250 元
35. 心意門秘籍	李新民編著	220 元
36. 三才門乾坤戊己功	王培生編著	220 元
37. 武式太極劍精華＋VCD	薛乃印編著	350 元
38. 楊式太極拳	傅鐘文演述	200 元
39. 陳式太極拳、劍 36 式	闞桂香編著	250 元
40. 正宗武式太極拳	薛乃印著	220 元
41. 杜元化＜太極拳正宗＞考析	王海洲等著	300 元
42. ＜珍貴版＞陳式太極拳	沈家楨著	280 元
43. 24 式太極拳＋VCD	中國國家體育總局著	350 元
44. 太極推手絕技	安在峰編著	250 元
45. 孫祿堂武學錄	孫祿堂著	300 元
46. ＜珍貴本＞陳式太極拳精選	馮志強著	280 元
47. 武當趙堡太極拳小架	鄭悟清傳授	250 元

48. 太極拳習練知識問答	邱丕相主編	220 元
49. 八法拳 八法槍	武世俊著	220 元
50. 地趟拳＋VCD	張憲政著	350 元
51. 四十八式太極拳＋VCD	楊 靜演示	400 元
52. 三十二式太極劍＋VCD	楊 靜演示	300 元
53. 隨曲就伸 中國太極拳名家對話錄	余功保著	300 元
54. 陳式太極拳五功八法十三勢	闞桂香著	200 元
55. 六合螳螂拳	劉敬儒等著	280 元
56. 古本新探華佗五禽戲	劉時榮編著	180 元
57. 陳式太極拳養生功＋VCD	陳正雷著	350 元
58. 中國循經太極拳二十四式教程	李兆生著	300 元
59. ＜珍貴本＞太極拳研究	唐豪・顧留馨著	250 元
60. 武當三豐太極拳	劉嗣傳著	300 元
61. 楊式太極拳體用圖解	崔仲三編著	400 元
62. 太極十三刀	張耀忠編著	230 元
63. 和式太極拳譜＋VCD	和有祿編著	450 元
64. 太極內功養生術	關永年著	300 元
65. 養生太極推手	黃康輝編著	280 元
66. 太極推手祕傳	安在峰編著	300 元
67. 楊少侯太極拳用架真詮	李璉編著	280 元
68. 細說陰陽相濟的太極拳	林冠澄著	350 元
69. 太極內功解祕	祝大彤編著	280 元

・彩色圖解太極武術・大展編號 102

1. 太極功夫扇	李德印編著	220 元
2. 武當太極劍	李德印編著	220 元
3. 楊式太極劍	李德印編著	220 元
4. 楊式太極刀	王志遠著	220 元
5. 二十四式太極拳（楊式）＋VCD	李德印編著	350 元
6. 三十二式太極劍（楊式）＋VCD	李德印編著	350 元
7. 四十二式太極劍＋VCD	李德印編著	350 元
8. 四十二式太極拳＋VCD	李德印編著	350 元
9. 16 式太極拳 18 式太極劍＋VCD	崔仲三著	350 元
10. 楊氏 28 式太極拳＋VCD	趙幼斌著	350 元
11. 楊式太極拳 40 式＋VCD	宗維潔編著	350 元
12. 陳式太極拳 56 式＋VCD	黃康輝等著	350 元
13. 吳式太極拳 45 式＋VCD	宗維潔編著	350 元
14. 精簡陳式太極拳 8 式、16 式	黃康輝編著	220 元
15. 精簡吳式太極拳 <36 式拳架・推手>	柳恩久主編	220 元
16. 夕陽美功夫扇	李德印著	220 元
17. 綜合 48 式太極拳＋VCD	竺玉明編著	350 元
18. 32 式太極拳（四段）	宗維潔演示	220 元

・國際武術競賽套路・大展編號 103

1.	長拳	李巧玲執筆	220 元
2.	劍術	程慧琨執筆	220 元
3.	刀術	劉同為執筆	220 元
4.	槍術	張躍寧執筆	220 元
5.	棍術	殷玉柱執筆	220 元

・簡化太極拳・大展編號 104

1.	陳式太極拳十三式	陳正雷編著	200 元
2.	楊式太極拳十三式	楊振鐸編著	200 元
3.	吳式太極拳十三式	李秉慈編著	200 元
4.	武式太極拳十三式	喬松茂編著	200 元
5.	孫式太極拳十三式	孫劍雲編著	200 元
6.	趙堡太極拳十三式	王海洲編著	200 元

・導引養生功・大展編號 105

1.	疏筋壯骨功＋VCD	張廣德著	350 元
2.	導引保建功＋VCD	張廣德著	350 元
3.	頤身九段錦＋VCD	張廣德著	350 元
4.	九九還童功＋VCD	張廣德著	350 元
5.	舒心平血功＋VCD	張廣德著	350 元
6.	益氣養肺功＋VCD	張廣德著	350 元
7.	養生太極扇＋VCD	張廣德著	350 元
8.	養生太極棒＋VCD	張廣德著	350 元
9.	導引養生形體詩韻＋VCD	張廣德著	350 元
10.	四十九式經絡動功＋VCD	張廣德著	350 元

・中國當代太極拳名家名著・大展編號 106

1.	李德印太極拳規範教程	李德印著	550 元
2.	王培生吳式太極拳詮真	王培生著	500 元
3.	喬松茂武式太極拳詮真	喬松茂著	450 元
4.	孫劍雲孫式太極拳詮真	孫劍雲著	350 元
5.	王海洲趙堡太極拳詮真	王海洲著	500 元
6.	鄭琛太極拳道詮真	鄭琛著	450 元

・古代健身功法・大展編號 107

1.	練功十八法	蕭凌編著	200 元
2.	十段錦運動	劉時榮編著	180 元

國家圖書館出版品預行編目資料

練功十八法／蕭　凌　編著
——初版，——臺北市，大展，2005〔民 94〕
面；21 公分，——（古代健身功法；1）
ISBN　957-468-377-x（平裝）
1.體操　2.運動與健康
411.7　　　　94003864

練功十八法

ISBN　957-468-377-x

編　　著／蕭　　凌
責任編輯／孟 忠 竹
發 行 人／蔡 森 明
出 版 者／大展出版社有限公司
社　　址／台北市北投區（石牌）致遠一路 2 段 12 巷 1 號
電　　話／（02）28236031・28236033・28233123
傳　　眞／（02）28272069
郵政劃撥／01669551
網　　址／www.dah-jaan.com.tw
E－mail ／service@dah-jaan.com.tw
登 記 證／局版臺業字第 2171 號
承 印 者／高星印刷品行
裝　　訂／建鑫印刷裝訂有限公司
排 版 者／弘益電腦排版有限公司
初版 1 刷／2005 年（民 94 年）6 月

定　價／200 元

一億人閱讀的暢銷書！

4～26集　定價300元　特價230元

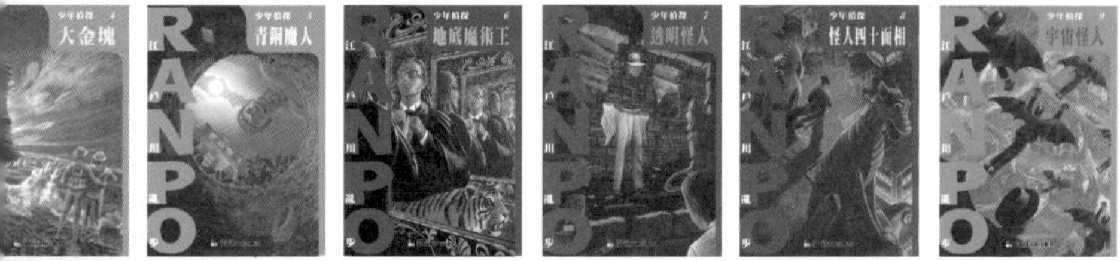

.大金塊　5.青銅魔人　6.地底魔術王　7.透明怪人　8.怪人四十面相　9.宇宙怪人

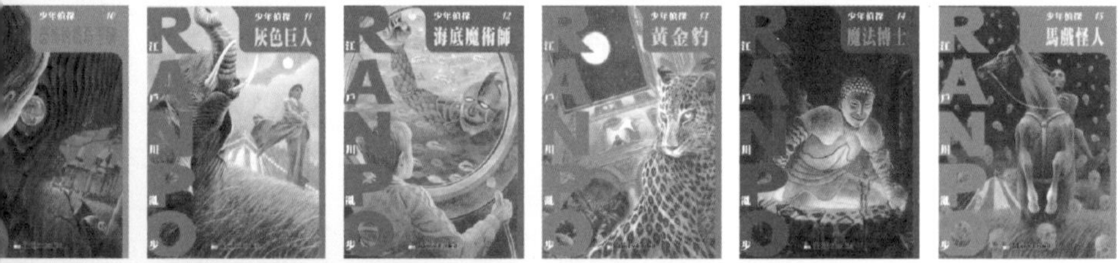

怖的鐵塔王國　11.灰色巨人　12.海底魔術師　13.黃金豹　14.魔法博士　15.馬戲怪人

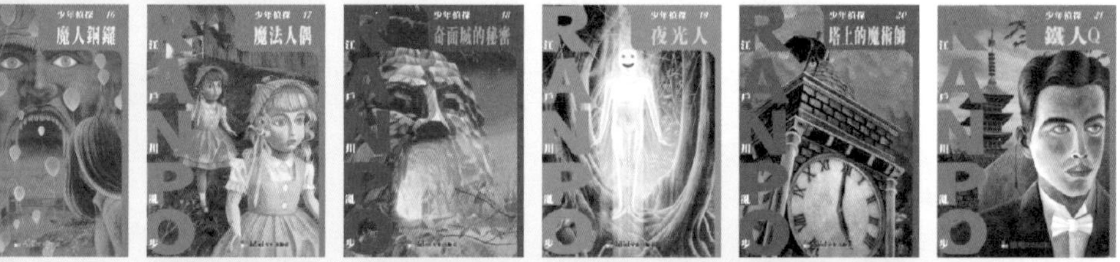

.魔人銅鑼　17.魔法人偶　18.奇面城的秘密　19.夜光人　20.塔上的魔術師　21.鐵人Q

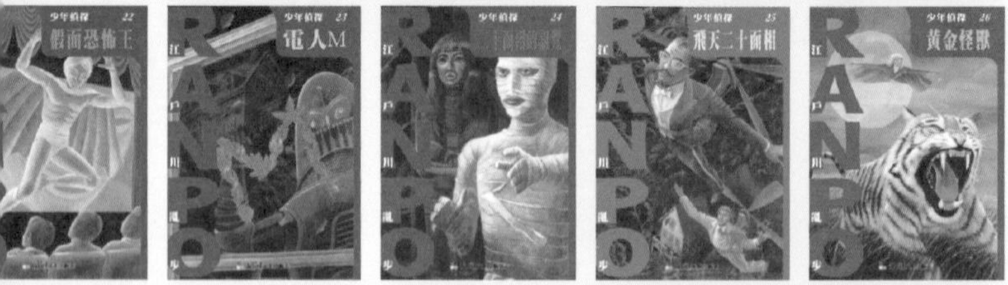

假面恐怖王　23.電人M　24.二十面相的詛咒　25.飛天二十面相　26.黃金怪獸

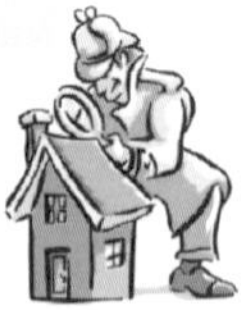

品冠文化出版社

地址：臺北市北投區
致遠一路二段十二巷一號
電話：〈02〉28233123
郵政劃撥：19346241